T0368405

Diagnostische Pfade in der Hämatologie

Nils Brökers · Julie Schanz

Diagnostische Pfade in der Hämatologie

Ein Fallbuch mit virtueller Mikroskopie

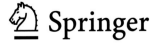 Springer

Nils Brökers
Klinik für Hämatologie und Medizinische
Onkologie, Universitätsmedizin Göttingen
Göttingen, Deutschland

Julie Schanz
Interdisziplinäres UMG-Labor, Institut
für Klinische Chemie und Klinik für
Hämatologie und Medizinische Onkologie,
Universitätsmedizin Göttingen
Göttingen, Deutschland

ISBN 978-3-662-69472-5   ISBN 978-3-662-69473-2   (eBook)
https://doi.org/10.1007/978-3-662-69473-2

Die Deutsche Nationalbibliothek verzeichnet diese Publikation in der Deutschen Nationalbibliografie; detaillierte bibliografische Daten sind im Internet über https://portal.dnb.de abrufbar.

Covermotiv: Knochenmarkausstrich (c) Jule Schanz, Nils Brökers, Göttingen

Planung/Lektorat: Ulrike Hartmann
Springer ist ein Imprint der eingetragenen Gesellschaft Springer-Verlag GmbH, DE und ist ein Teil von Springer Nature.
Die Anschrift der Gesellschaft ist: Heidelberger Platz 3, 14197 Berlin, Germany

Wenn Sie dieses Produkt entsorgen, geben Sie das Papier bitte zum Recycling.

Vorwort

Liebe Leserinnen und Leser,

wir freuen uns außerordentlich, Sie im Vorwort zu diesem Fallbuch über hämatologische Diagnostik begrüßen zu dürfen.

Die Hämatologie, die Lehre vom Blut und seinen Erkrankungen, ist ein Bereich der Medizin, der durch seine Vielschichtigkeit und Komplexität sowohl Herausforderung als auch Faszination bietet. Der rasante Fortschritt in der medizinischen Forschung hat in den letzten Jahrzehnten zu einem tiefgreifenden Verständnis der hämatologischen Erkrankungen und deren Diagnostik geführt.

Dieses Fallbuch wurde entwickelt, um Weiterbildungsassistentinnen und -assistenten der Hämatologie, Studierenden der Medizin, angehenden Labortechnikerinnen und Labortechnikern sowie allen anderen Interessierten, die ihre Kenntnisse in der hämatologischen Labordiagnostik vertiefen möchten, eine praxisnahe und fundierte Lernhilfe zu bieten. Die hämatologische Diagnostik ist für die Erkennung und Behandlung von Bluterkrankungen essenziell.

In diesem Buch finden Sie eine systematische Sammlung von fallbasierten Übungen, die dazu gedacht sind, das theoretische Wissen praktisch zu vertiefen. Jedes Kapitel beginnt mit einer kurzen klinischen Einführung, gefolgt von detaillierten Befunden, die Sie schrittweise zur richtigen Diagnose führen. Ziel ist es, Ihnen nicht nur Wissen zu vermitteln, sondern auch das kritische Denken und die analytischen Fähigkeiten zu schärfen, die für eine effektive und präzise Diagnosestellung unerlässlich sind.

Wir haben großen Wert daraufgelegt, dass die Inhalte des Buchs auf dem neuesten Stand sind und gleichzeitig eine Brücke zwischen Theorie und praktischer Anwendung schlagen. Die interaktiven und realitätsnahen Fallbeispiele sind so gestaltet, dass Sie das Gelernte vertiefen und gleichzeitig auf die realen Herausforderungen in Laboren und Kliniken vorbereitet werden.

Die Erstellung eines Buchs ist Teamwork. Wir möchten uns bei folgenden Personen bedanken: Dr. med. Lena Levien und Dr. med. Joseph Sonntag (Lektorat), Prof. Dr. Manuel Wallbach und cand. med. Lars Erik Brandt (hilfreiche Ergänzungen), Dr. med. Ann-Kathrin Gersmann und Prof. Dr. Philipp Ströbel (Bildmaterial) sowie PD Dr. Undine Lippert und Prof. Dr. Michael Schön (Bildmaterial). Außerdem möchten wir uns bei Frau Hartmann (Springer-Verlag), Frau Zöller und Herrn Schaller (Smart in Media) sowie Herrn Weinhofer (West Medica) für die Unterstützung bedanken.

Wir wünschen Ihnen eine inspirierende und erkenntnisreiche Lese- und Lernerfahrung.

Anmerkung: Aus Gründen der besseren Lesbarkeit wird auf die gleichzeitige Verwendung der Sprachformen männlich/weiblich und divers (m/w/d) verzichtet. Sämtliche Personenbezeichnungen gelten gleichermaßen für alle Geschlechter.

Mit besten kollegialen Grüßen

Göttingen   Nils Brökers
Im Juni 2024   Julie Schanz

Über dieses Buch

Das Ziel dieses Buches ist es, Ihnen anhand von Fällen die Diagnostik hämatologischer Erkrankungen möglichst realitätsnah zu vermitteln. Alle dargestellten Beispiele sind fiktiv, jedoch inspiriert durch Patienten, die von uns betreut wurden. Jegliche Ähnlichkeiten mit realen Patienten sind rein zufällig und nicht beabsichtigt.

Zu Beginn jedes Kapitels präsenteren wir Ihnen ein konkretes klinisches Szenario, in dem Sie sich bewegen, und legen die verfügbaren diagnostischen Möglichkeiten fest. Danach führen wir Sie Schritt für Schritt durch die Diagnostik und stellen Ihnen Fragen, die Sie der korrekten Diagnose näherbringen. Um mit dem Buch optimal arbeiten zu können, benötigen Sie Vorwissen über hämatologische Erkrankungen und ihre Diagnostik. Sie sollen fallbasiert Ihr Wissen rekapitulieren und in einer möglichst realistischen Situation anwenden. Zusätzlich inkludieren wir wichtige Informationen wie Leitlinien, Diagnosekriterien oder Scores. Auf die Therapie gehen wir bewusst nur oberflächlich ein, da dies den Rahmen des Buchs sprengen würde. Hierfür verweisen wir auf zahlreiche Fachbücher sowie auf die jeweils aktuellen Leitlinien.

Eine Besonderheit dieses Buches ist die virtuelle Mikroskopie: Sie haben dadurch die Möglichkeit, Original-Präparate aus dem Blut und dem Knochenmark mit den jeweils zum Fall passenden Erkrankungen selbst zu mikroskopieren. Wir sind davon überzeugt, dass das Zusammenführen der Mikroskopie mit konkreten Fällen eine effektive Form des Lernens darstellt. Nutzen Sie unbedingt diese Möglichkeit, da das Ausüben der zytomorphologischen Befundung viel Erfahrung voraussetzt. Dazu gehört auch, alle in der Hämatologie relevanten Erkrankungen selbst gesehen und mikroskopiert zu haben. Natürlich kann die virtuelle Mikroskopie die Übung im hämatologischen Speziallabor nicht ersetzen, sondern nur ergänzen. Wir möchten Sie daher unbedingt ermutigen, selbst so viel wie möglich zu mikroskopieren. Virtuosität kann nur durch stetiges Üben erreicht werden.

Zuletzt möchten wir noch darauf hinweisen, dass viele der diagnostischen Schritte und deren Reihenfolge Empfehlungen darstellen. Wir haben uns an Leitlinien orientiert und diese entsprechend berücksichtigt. Wann immer wir es für angemessen hielten, haben wir Details ergänzt oder einzelne Schritte adaptiert – auch aus didaktischen Gründen. Oft führen aber mehrere Wege zum Ziel. Verstehen Sie daher unser Vorgehen als Vorschlag und machen Sie sich eigene Gedanken darüber, wie Sie selbst in der jeweiligen Situation vorgegangen wären.

Inhaltsverzeichnis

Abkürzungsverzeichnis

AGLT	Acidified Glycerol Lysis Time
AKIN	Acute Kidney Injury Network
ALL	Akute lymphatische Leukämie
ALT	Alanin-Aminotransferase
AML	Akute myeloische Leukämie
ANC	Absolute Neutrophilenzahl
AP	Alkalische Phosphatase
APL	Akute Promyelozytenleukämie
AST	Aspartat-Aminotransferase
B-CLL	B-chronische lymphatische Leukämie
B-NHL	B-Zell-Non-Hodgkin-Lymphom
BAL	Bronchoalveoläre Lavage
BAL	Biphenotypic Acute Leukemia
Bcl2	B-Cell Lymphoma 2
BPDCN	Blastische plasmazytoide dendritische Zellneoplasie
BRAF	v-Raf murine sarcoma viral oncogene homolog B1
CALGB	Cancer and Leukemia Group B
CALR	Calreticulin
CBA	Chromosomenbänderungsanalyse
CED	chronisch-entzündliche Darmerkrankung
CD	Cluster of Differentiation
CLL-IPI	Chronic Lymphocytic Leukemia International Prognostic Index
CML	Chronische myeloische Leukämie
CMML	Chronische myelomonozytäre Leukämien
CMV	Zytomegalievirus
COPD	Chronisch obstruktive Lungenerkrankung
CPSS-Mol	CMML-specific Prognostic Scoring System
CR1	Erste komplette Remission
CRP	C-reaktives Protein
cy	cytoplasmatic

cyCD3	Zytoplasmatisches CD3
cyCD79a	Zytoplasmatisches CD79a
cyMPO	Zytoplasmatische Myeloperoxidase
DCT	Direkter Coombs-Test
DGHO	Deutsche Gesellschaft für Hämatologie und Onkologie
DIC	Disseminierte intravasale Gerinnung
dsDNA	Doppelsträngige DNA
EBNA	Epstein-Barr-nuclear-Antigen
EBV	Epstein-Barr-Virus
EDTA	Ethylendiamintetraessigsäure
EGIL	European Group for the Immunological Characterization of Leukemias
ELN	European LeukemiaNet
ELTS	EUTOS long-term survival score
FAB	Franco-American-British
FGFR	Fibroblasten-Wachstumsfaktor-Rezeptor
FISH	Fluoreszenz-in-situ-Hybridisierung
FLAER	Fluorescein-labeled Proaerolysin
FLIPI	Follicular Lymphoma International Prognostic Index
G:E-Verhältnis	Verhältnis zwischen Granulozyto- und Erythrozytopoese
GGT	Gamma-Glutamyltransferase
GMALL	German Multicenter Study Group for Adult Acute Lymphoblastic Leukemia
GPI	Glycosylphosphatidylinositol
GvHD	Graft-versus-Host-Reaktion
HbA1c	Hämoglobin A1c
HBc	Hepatitis B-Core-Antigen
HBs	Hepatitis B-Surface-Antigen
HCG	Humanes Choriongonadotropin
HCL	Haarzellleukämie
HCL-V	Haarzellleukämie-Variante
HELLP	Akronym aus Hämolyse, Erhöhung der Leberenzyme, Thrombopenie
HHV6	Humanes Herpesvirus 6
HIV	Humanes Immundefizienz-Virus
HUS	Hämolytisch-Urämisches Syndrom
IBMFS	Inherited Bone Marrow Failure Syndromes
IgA	Immunglobulin A
IgG	Immunglobulin G
IGHV	Immunoglobulin Heavy Chain Variable Region
IgM	Immunglobulin M
IMGW	International Myeloma Working Group
IPSS	International Prognostic Scoring System
IPSS-M	International Prognostic Scoring System-Molecular

IPSS-R	Revised International Prognostic Scoring System
ISCN	The International System for Human Cytogenomic Nomenclature
ISS	International Staging System
JAK2 V617F	Januskinase-2-V617F-Mutation
KM	Knochenmark
LDH	Laktatdehydrogenase
LGL	Large Granular Lymphocyte
LPL	Lymphoplasmozytisches Lymphom
Ly	Lymphozyten
MAHA	Mikroangiopathische hämolytische Anämie
MCH	Mittleres korpuskuläres Hämoglobin
MCHC	Mittlere korpuskuläre Hämoglobinkonzentration
MCL	Medioklavikularlinie
MCV	Mittleres korpuskuläres Volumen
MDS	Myelodysplastisches Syndrom
MF	Myelofibrose
MGUS	Monoklonale Gammopathie mit unklarer Signifikanz
MIPI	MCL International Prognostic Index
MNZ	Mononukleäre Zellen
MRD	Minimale Resterkrankung
MPAL	Mixed Phenotype Acute Leukemia
MPL W515K/L	Mutation Myeloproliferative Leukemia Protein
MPN	Myeloproliferative Neoplasien
MPZ	Plasmazellen
NGS	Next Generation Sequencing
NK	Natürliche Killerzellen
PAX5	Transkriptionsfaktor-Protein Paired Box 5
PB	Peripheres Blut
PBSCT	Allogene Blutstammzelltransplantation
PCR	Polymerase-Kettenreaktion
PDGFRA	Platelet-derived Growth Factor Typ A
PDGFRB	Platelet-derived Growth Factor Typ B
PNH	Paroxysmale nächtliche Hämoglobinurie
POCT	Point-of-Care Testing
PPI	Protonenpumpenhemmer
R-ISS	Revised International Staging System
R2-ISS	Second Revision of the International Staging System
RBC	Red Blood Cell
RPI	Retikulozytenproduktionsindex
s	Surface
SM-AHN	Systemische Mastozytose mit assoziierter hämatologischer Neoplasie
smCD3	Surface Membrane CD3

SS/SSC	Seitwärtsscatter
TKI	Tyrosinkinase-Inhibitor
TMA	Thrombotische Mikroangiopathien
TSH	Thyroidea stimulierendes Hormon
TTP	Thrombotisch-thrombozytopenische Purpura
T-NHL	T-Zell-Lymphom
ULN	Upper limit of normal
UMG-L	Interdisziplinäres UMG-Labor
VCA	Virus-Kapsid-Antigen
WHO	World Health Organization

Die Befundung von Blut- und Knochenmarkausstrichen

Die zytomorphologische Befundung von Blut, Knochenmark und anderen Materialien, beispielsweise Liquor oder Ergussmaterial, gehört zu den essenziellen Fähigkeiten von Hämatologen und muss im Laufe der Ausbildung erlernt werden. Hierfür stehen Lehrbücher, Kurse und Videos in großer Zahl zur Verfügung. Diese dienen aber vor allem dem Erlernen der Methodik, die dann durch stetiges Üben weiter vertieft und verbessert werden muss. Dieses Buch setzt zumindest Grundfähigkeiten in der zytomorphologischen Befundung voraus und versteht sich als Übungs-, nicht als Lehrbuch. Um eine Hilfe für die morphologische Beurteilung zur Verfügung zu stellen, werden wir hier einige wesentliche Punkte rekapitulieren sowie Ihnen eine Checkliste an die Hand geben. Diese soll Ihnen helfen, keine wesentlichen Punkte zu übersehen oder zu vergessen. Es ist, sofern nicht alle erwähnten Punkte geläufig sind, hilfreich, sich diese Liste für die virtuelle Mikroskopie bereitzulegen und als Hilfe und Gedächtnisstütze zu nutzen. Die Checklisten finden Sie im Anhang am Ende dieses Buches.

1.1 Die Befundung des peripheren Blutes

Bezüglich der Präanalytik sowie die Färbung verweisen wir auf die entsprechenden Fachbücher der Hämatologie und Labormedizin. Anhand der Blutausstriche erfolgt die Beurteilung aller Zellen des peripheren Blutes: Erythrozyten, Thrombozyten und Leukozyten. Weiterhin müssen die Leukozyten differenziert werden. Hierfür werden mindestens 100, besser aber 200 Leukozyten gezählt und differenziert (Onkopedia 2022).

Zunächst sollte man sich einen Überblick über die Ausstrich- und Färbequalität verschaffen. Alle Zellen sollten gut gefärbt und eindeutig unterscheidbar sein. Es sollte Bereiche geben, in denen die Erythrozyten nebeneinander liegen, nicht übereinander,

N. Brökers und J. Schanz, *Diagnostische Pfade in der Hämatologie*, https://doi.org/10.1007/978-3-662-69473-2_1

sodass deren Morphologie gut beurteilbar ist. Dies ist bei zu dicken Ausstrichen oder bei der Mikroskopie im falschen Abschnitt des Ausstrichs nicht immer der Fall.

Anschließend erfolgt für alle Zellreihen die quantitative und qualitative Beurteilung. Die Erythrozyten lassen sich naturgemäß nicht quantitativ beurteilen, Abweichungen nach oben oder unten sind morphologisch aufgrund ihrer großen Menge (mehrere Millionen pro Mikroliter Blut) nicht feststellbar. Thrombo- und Leukozyten sollten aber hinsichtlich ihrer Menge beurteilt werden.

Anschließend sollte die Morphologie der Erythrozyten beschrieben werden. Hier sollte sowohl auf die Größenverteilung (Iso- oder Anisozytose), die Verteilung der Formen (Poikilozytose?) als auch auf pathologische Formen (z. B. Sichelzellen, Tropfenformen, Ovalozyten etc.) geachtet werden. Auch die Färbung (Hypo- oder Hyperchromasie, Polychromasie) ist zu dokumentieren.

Lassen sich Fragmentozyten nachweisen, sollten diese ausgezählt werden. Hierzu werden 5 Gesichtsfelder in der 100-fachen Vergrößerung (in diesen finden sich in etwa 200 Erythrozyten) ausgezählt. Dies entspricht näherungsweise dem Anteil der Fragmentozyten in ‰. Einschlüsse oder Veränderungen in den Erythrozyten (basophile Tüpfelung, Jolly-Körperchen, Parasiten etc.) müssen dokumentiert werden.

Anschließend kann die semiquantitative (normal/zu viele/zu wenige) Beurteilung der Thrombozyten erfolgen. Thrombozytenballungen werden als solche beschrieben. Aufgrund der geringen Größe dieser Zellen sind morphologische Einzelheiten nur schwer zu erkennen. Es sollte vor allem auf Größenvarianten (Thrombiso- oder Anisozytose) geachtet werden. Auch Makrothrombozyten, die in etwa die Größe eines Erythrozyten erreichen, sollten beschrieben werden. Für weitere Besonderheiten und Formvarianten verweisen wir auf die entsprechenden Lehrbücher.

Die Beurteilung der Menge an Leukozyten erfolgt ebenfalls semiquantitativ. Die exakte Menge wird zuverlässiger im Blutbildautomaten bestimmt.

Für die Erstellung des Differenzialblutbilds müssen mindestens 100 Zellen (besser 200 Zellen) ausgezählt werden. Diese sollten in mindestens die folgenden Kategorien klassifiziert werden (Onkopedia 2022):

- Stabkernige neutrophile Granulozyten
- Segmentkernige neutrophile Granulozyten
- Eosinophile Granulozyten
- Basophile Granulozyten
- Monozyten
- Lymphozyten

Falls notwendig, beispielsweise bei einer Linksverschiebung, müssen entsprechende Kategorien hinzugefügt werden.

Dysplasiezeichen an der weißen Reihe sollten ebenso beschrieben werden wie morphologische Veränderungen der Lymphozyten. Atypische Lymphozyten werden gemäß den Empfehlungen der DGHO in die Subtypen „atypisch, vermutlich reaktiv" oder „atypisch, vermutlich neoplastisch" klassifiziert (Baurmann et al. 2011). Für weitere Einzelheiten sei auch hier auf die entsprechenden Lehrbücher verwiesen.

1.2   Die Befundung des Knochenmarks

Die Befundung der Knochenmarkpräparate erfolgt analog zum Blut. Auch hier muss zunächst die Ausstrich- und Färbequalität der Präparate beurteilt werden. Anschließend erfolgt in geringer Vergrößerung die Beurteilung der Zellularität des Marks. Diese erfolgt ebenfalls semiquantitativ. Anschließend müssen alle Zellreihen (Erythropoese, Granulopoese, Megakaryopoese) sowohl qualitativ als auch quantitativ beurteilt werden. Auch das Verhältnis Erythropoese zu Granulopoese ist für die Beurteilung von pathologischen Veränderungen relevant.

Es ist in allen drei Zellreihen auf Dysplasien, Reifungsstörungen oder andere morphologische Auffälligkeiten zu achten. Veränderungen müssen dokumentiert werden.

Gemäß Empfehlung der DGHO sollte dann ein Myelogramm auf Basis von mindestens 200 ausgezählten Zellen angefertigt werden (Onkopedia 2022). Hierbei sollten die Zellen in mindestens folgende Kategorien klassifiziert werden:

- Myeloblasten
- Promyelozyten
- Myelozyten
- Metamyelozyten
- Stabkernige neutrophile Granulozyten
- Segmentkernige neutrophile Granulozyten
- Eosinophile Granulozyten
- Basophile Granulozyten
- Monozyten
- Proerythroblasten
- Basophile Erythroblasten
- Polychromatische Erythroblasten
- Orthochromatische Erythroblasten
- Lymphozyten
- Plasmazellen
- Megakaryozyten

Lassen sich knochenmarkfremde Zellen nachweisen, sind diese zu beschreiben und ggf. zu klassifizieren.

1.3   Der Befund

Der Aufbau und die Inhalte eines Befunds sind in der Richtlinie der Bundesärztekammer zur Qualitätssicherung laboratoriumsmedizinischer Untersuchungen (RiliBÄK) definiert (Bundesärztekammer 25.06.2022). Hier müssen mindestens angeben werden:

- das Datum und – soweit erforderlich – die Uhrzeit der Berichtsausgabe,
- die Identifizierung des Patienten,
- der Name oder eine andere Identifizierung des Einsenders und – falls erforderlich – dessen Anschrift,
- die Bezeichnung des medizinischen Laboratoriums,
- das Datum und die Uhrzeit des Eingangs des Untersuchungsmaterials im medizinischen Laboratorium,
- das Datum und die Uhrzeit der Gewinnung des Untersuchungsmaterials, wenn diese Angaben zur Verfügung stehen und für die Interpretation des Untersuchungsergebnisses von Bedeutung sind,
- die Art des Untersuchungsmaterials,
- die Bezeichnung der laboratoriumsmedizinischen Untersuchungen und die angewandten Methoden, wenn Letzteres für die Interpretation der Untersuchungsergebnisse von Bedeutung ist,
- die Untersuchungsergebnisse und – falls zutreffend – die dazu gehörenden Einheiten,
- die Referenzbereiche oder andere Hinweise zur Interpretation der Untersuchungsergebnisse und
- die Identifikation des für die Freigabe des Berichts Verantwortlichen.
- Wenn der Zustand des Untersuchungsmaterials die Untersuchungsergebnisse beeinflusst haben kann, ist dies im Bericht anzugeben. Es ist ggf. darauf hinzuweisen, dass das Ergebnis nur mit Einschränkungen zu verwenden ist.

Generell gilt, dass nach Angabe der Fragestellung der Untersuchung zunächst eine Beschreibung des Befunds erfolgt. Hier sollten alle in den vorangegangenen Abschnitten genannten Punkte beachtet werden.

Abschließend erfolgt eine zusammenfassende Beurteilung, zu der auch, falls möglich, die Angabe der Diagnose gehört.

Nachstehend finden sich normale Präparate aus Blut und Knochenmark, um die oben erläuterten Punkte praktisch anzuwenden.

Peripherer Blutausstrich

Knochenmarkausstrich

Literatur

Onkopedia Leitlinie Hämatologische Diagnostik [Internet] (Jan 2022) https://www.onkopedia.com/de/onkopedia/guidelines/haematologische-diagnostik/@@guideline/html/index.html

Baurmann H, Bettelheim P, Diem H, Gassmann W, Nebe T. Lymphozytenmorphologie im Blutausstrich – Vorstellung einer überarbeiteten Nomenklatur und Systematik/Lymphocyte morphology in the peripheral blood film: proposal of a revised nomenclature and systematics. LaboratoriumsMedizin. 1. Januar 2011;35(5):261–70

Richtlinie der Bundesärztekammer zur Qualitätssicherung laboratoriumsmedizinischer Untersuchungen [Internet] (25.06.2022) https://www.bundesaerztekammer.de/fileadmin/user_upload/BAEK/Themen/Qualitaetssicherung/_Bek_BAEK_RiLi_QS_laboratoriumsmedizinischer_Untersuchungen.pdf

Patient mit immobilisierenden Schmerzen

2

Fallbeispiel

Sie sind als Stationsarzt auf einer hämatologischen Normalstation tätig. Durch die hämatologische Ambulanz wird Ihnen ein 57-jähriger Patient mit neu aufgetretenen, immobilisierenden Schmerzen und schmerzbedingter Gang- und Standunsicherheit zugewiesen. Bereits im Vorfeld wurden im Rahmen einer orthopädischen Diagnostik in der CT-Bildgebung disseminierte Osteolysen nachgewiesen.

Anamnese: Der Patient beschreibt messerstichartige Schmerzen im Bereich der unteren Lendenwirbelsäule, die bewegungsabhängig seien. Taubheitsgefühle werden negiert. Weitere Auffälligkeiten werden verneint. Der Patient habe als Anlagenführer in einem Stahlwerk gearbeitet und sei dort mit Schmieröl in Kontakt gekommen.

Körperliche Untersuchung: Der internistische Untersuchungsbefund stellt sich unauffällig dar. ◄

2.1 Aufgabe 1

Entwickeln Sie eine erste Verdachtsdiagnose und befunden Sie in diesem Kontext das Aufnahmelabor (siehe Tab. 2.1).

Verdachtsdiagnose: Sowohl die Anamnese als auch die bisher erbrachte Diagnostik lassen differenzialdiagnostisch an die Diagnose eines multiplen Myeloms denken.

Tab. 2.1 Ergebnisse des Aufnahmelabors (pathologische Werte sind fett markiert)

Parameter	Referenz	Einheit	Wert
Hämoglobin	13,5–17,5	g/dl	**12,0**
Hämatokrit	39–51	%	35,1
Erythrozyten	4,4–5,9	$10^6/\mu l$	**3,45**
MCV	81–95	fl	92
MCH	26,0–32,0	pg	30
Thrombozyten	150–350	$10^3/\mu l$	218
Leukozyten	4,0–11,0	$10^3/\mu l$	**3,89**
Freie Leichtkette Kappa im Serum	3,3–19,4	mg/l	**371,45**
Freie Leichtkette Lambda im Serum	5,71–26,3	mg/l	6,63
Ratio Kappa/Lambda	0,26–1,65		**56,03**
beta2-Mikroglobulin	0,8–2,34	mg/l	**2,90**
Kalzium	2,20–2,55	mmol/l	2,21
Kreatinin	0,70–1,20	mg/dl	0,98
Protein	6,6–8,3	g/dl	**9,8**
LDH	≤ 248	U/l	242
IgA	0,63–4,84	g/l	0,72
IgG	5,4–18,2	g/l	**38,7**
IgM	0,22–2,93	g/l	0,32

Befund: Das Blutbild zeigt eine leichtgradige normochrome und normozytäre Anämie. Die Nierenretentionsparameter und das Gesamtkalzium sind unauffällig. Es zeigen sich eine Erhöhung des Gesamtproteins sowie eine Vermehrung der freien Leichtkette Kappa mit Nachweis einer pathologischen Kappa/Lambda-Ratio. Das IgG ist ebenfalls deutlich erhöht.

Zur weiteren Abklärung werden eine Serumelektrophorese und eine Immunfixation angefertigt.

2.2   Aufgabe 2

Bitte befunden und beurteilen Sie die durchgeführte Serumelektrophorese und die Immunfixation (siehe Abb. 2.1 und 2.2). Können Sie die Diagnose stellen?

Befund: In der Elektrophorese ist das Gesamteiweiß erhöht, jedoch der relative Anteil von Albumin erniedrigt, wohingegen die Gammafraktion erhöht ist und einen schmalba-

Fraktion			Einheit	Ref.-Bereiche
Proteinelektrophorese				
Histo Elpho	s.u.	①		
Protein (S)	8.4 +	①	g/dl	6.6-8.3
Albumin (S)	47.1 -	①	%	55.8-66.1
a1-Globulin (S)	3.6	①	%	2.9-4.9
a2-Globulin (S)	8.7	①	%	7.1-11.8
ß1-Globulin (S)	3.8 -	①	%	4.7-7.2
ß2-Globulin (S)	2.3 -	①	%	3.2-6.5
g-Globulin (S)	34.5 +	①	%	11.1-18.8
M-Gradient 1 (S)	31.9	①	%	

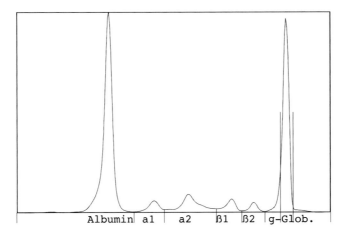

Abb. 2.1 Serumelektrophorese; mit freundlicher Genehmigung des UMG-L

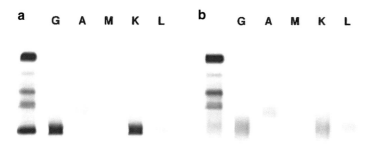

Abb. 2.2 Immunfixationselektrophorese (A: Patient; B: Normalbefund zum Vergleich); mit freundlicher Genehmigung des UMG-L

sigen Peak aufweist („M-Gradient"). In der Immunfixationselektrophorese stellt sich ein monoklonales Paraprotein vom Typ IgG Kappa dar.

Beurteilung: Die Befunde der Serum- und der Immunfixationselektrophorese, in denen sich ein Paraprotein nachweisen lässt, passen zur Diagnose eines Multiplen Myeloms vom Typ IgG Kappa.

Gemäß der International Myeloma Working Group (IMWG), deren Kriterien auch in der WHO-Klassifikation Berücksichtigung finden, benötigen Sie für die Diagnosestellung zusätzlich zum Nachweis eines Endorganschadens, der hier mit dem Nachweis von Osteolysen erbracht ist, eine Knochenmarkdiagnostik, um den Anteil der Plasmazellen zu bestimmen. Das Kriterium gilt bei einem Plasmazellanteil > 10 % als erfüllt (Rajkumar 2024). Die Anämie ist nicht ausgeprägt genug, um das Kriterium eines zusätzlichen Endorganschadens zu erfüllen. Hierfür wäre ein Wert von < 10 g/dl erforderlich. Eine Nierenfunktionsstörung (Kreatinin >2 mg/dl) sowie Hyperkalzämie (Kalzium >2,75 mmol/l;) liegen ebenso nicht vor.

Nach Aufklärung führen Sie die Knochenmarkpunktion mit Aspiration und Biopsieentnahme durch.

2.3   Aufgabe 3

Bitte befunden und beurteilen Sie das Knochenmarkausstrichpräparat (s. Abb. 2.3).

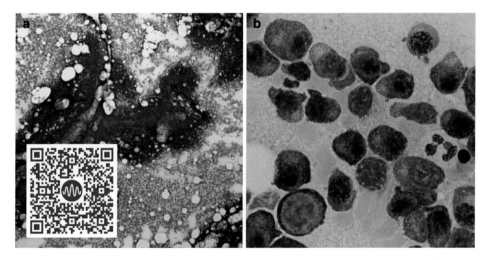

Abb. 2.3 Ausstrichpräparat Knochenmark (May-Grünwald-Färbung, a 10- und b 40-fache Vergrößerung); mit freundlicher Genehmigung des UMG-L

Befund:

Ausstrich- und Färbequalität	Gut
Zellularität (nach CALGB)	Hyperzellulär (3 + nach CALGB)
Megakaryopoese	Quantitativ und qualitativ unauffällig
Erythropoese	Vermindert und qualitativ unauffällig
Granulopoese	Quantitativ und qualitativ unauffällig
Sonstiges	Signifikante Infiltration durch eine Population reifer, zu einem geringen Teil atypisch konfigurierter (Doppelkernigkeit) Plasmazellen. Deren Anteil beträgt rund 45 %.
Beurteilung	Der Befund ist zytomorphologisch mit einem Multiplen Myelom vereinbar

Sie leiten Material weiter zur Durchführung einer Durchflusszytometrie.

2.4   Aufgabe 4

Bitte befunden und beurteilen Sie nachfolgende Scattergramme (s. Abb. 2.4).

Befund: Unauffälliges Scatterbild mit Lymphozyten, Granulozyten und Monozyten. Im immunologischen Lymphozytengate liegen 17 % der Zellen (a). Der Anteil an Plasmazellen (CD38+/CD138+) beträgt 38 % (b). Es liegt eine aberrante Expression von CD56 und ein pathologischer Verlust von CD19 vor (c und d).

Beurteilung: Nachweis einer Plasmazellvermehrung mit aberranter Expression von CD56+ bzw. Fehlen von CD19 als Hinweis auf eine Malignität. Der Infiltrationsgrad beträgt 38 %. Der Plasmazellanteil kann methodisch bedingt unterschätzt sein. Bitte die Histologie/Morphologie für den exakten Infiltrationsgrad hinzuziehen.
In Zusammenschau der Befunde stellen Sie die Diagnose eines multiplen Myeloms.

2.5   Aufgabe 5

Kennen Sie einen Prognose-Score, den Sie für die Beratung und weitere Therapieplanung hinzuziehen können? Welche weiteren noch nicht bekannten Parameter benötigen Sie für die Anwendung in diesem konkreten Fall?
   Bis vor kurzem erfolgte die Prognoseabschätzung auf Grundlage des International Staging Systems (ISS) in seiner aktualisierten Form von 2015 (R-ISS). Eine neue Arbeit würdigt den zusätzlichen negativen Einfluss einer 1q-Amplifikation bzw. eines

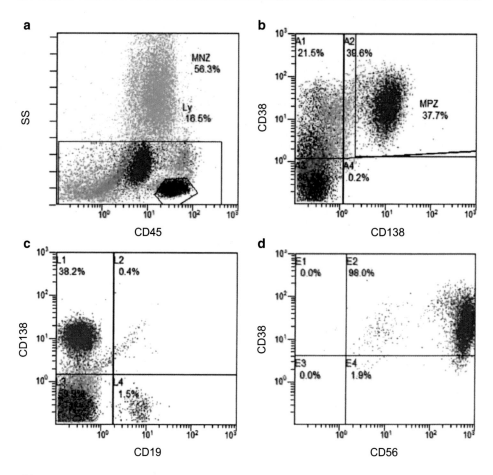

Abb. 2.4 Durchflusszytometrische Analyse von Knochenmarkblut; mit freundlicher Genehmigung des UMG-L

1q-Zugewinns (R2-ISS). Folgende Parameter benötigen Sie für die Anwendung: beta2-Mikroglobulin, Albumin, LDH, Zytogenetik (del(17p), t(4;14), 1q+). (Greipp et al. 2005; Palumbo et al. 2015; D'Agostino 2022).

Es ergeben sich folgende genetische Befunde:

Karyotyp (ISCN): 46,XY [22]

FISH-Analyse an immunmagnetisch angereicherten, CD138+Plasmazellen:
Trisomie 5/5p in 94 %
Trisomie 9 in 87 %

> Trisomie 11 in 93–96 %
> Trisomie 15 in 79 %
> Trisomie 19 in 91 % der untersuchten Zellen

2.6   Aufgabe 6

Nehmen Sie eine Prognoseabschätzung mithilfe des R2-ISS vor (Tab. 2.2).

Der Patient wird nach R2-ISS der Gruppe Low (I) zugeordnet (beta2-Mikroglobulin 2,65 mg/l, Albumin 3,9 g/dl (8,4 g/dl Gesamtprotein; 47 % Albumin), LDH 239 U/l, keine zytogenetischen Risikomarker).

Weiterer Verlauf: Nach Vorstellung des Patienten im interdisziplinären Tumorboard wird eine Induktionstherapie konsentiert und kurze Zeit später eingeleitet. Bei Eignung wird eine konsolidierende Hochdosistherapie mit autologer Stammzelltransplantation angestrebt. Über eine Erhaltungstherapie wird im Verlauf zu entscheiden sein. Aufgrund der Berufsanamnese ist eine Anzeige bei der Berufsgenossenschaft vorzunehmen, um die Möglichkeit einer Berufserkrankung überprüfen zu lassen.

> **Keyfacts**
>
> - Für die Diagnose eines multiplen Myeloms sind der Nachweis eines Paraproteins und der Nachweis einer Vermehrung von Plasmazellen im Knochenmark erforderlich.
> - Der Nachweis eines Paraproteins erfolgt mittels Immunfixation.
> - Der R2-ISS-Score dient der prognostischen Klassifikation und somit auch der Therapieplanung. Für den Score sind auch genetische Risikomarker zu erheben.

Tab. 2.2 R2-ISS Score
(D'Agostino 2022)

ISS-Stadium	Laborparameter
I	beta2-Mikroglobulin <3,5 mg/l Serumalbumin ≥ 35 g/l
II	beta2-Mikroglobulin <3,5 mg/l Serumalbumin < 35 g/l oder beta2-Mikroglobulin 3,5 bis 5,5 mg/l
III	beta2-Mikroglobulin ≥ 5,5 mg/l

Risk Feature	Score Value
ISS II	1
ISS III	1,5
del(17p)	1
LDH high	1
t(4;14)	1
1q+	0,5

Group	Total Additive Score
Low (I)	0
Low-intermediate (II)	0,5–1
Intermediate-high (III)	1,5–2,5
High (IV)	3–5

Literatur

D'Agostino M, Cairns DA, Lahuerta JJ, Wester R, Bertsch U, Waage A, u. a. (10. Oktober 2022) Second Revision of the International Staging System (R2-ISS) for Overall Survival in Multiple Myeloma: A European Myeloma Network (EMN) Report Within the HARMONY Project. JCO 40(29):3406–18

Greipp PR, Miguel JS, Durie BGM, Crowley JJ, Barlogie B, Bladé J, u. a. (20. Mai 2005) International Staging System for Multiple Myeloma. JCO 23(15):3412–20

Palumbo A, Avet-Loiseau H, Oliva S, Lokhorst HM, Goldschmidt H, Rosinol L, u. a. (10. September 2015) Revised International Staging System for Multiple Myeloma: A Report From International Myeloma Working Group. JCO 33(26):2863–9

Rajkumar SV, Dimopoulos MA, Palumbo A, Blade J, Merlini G, Mateos MV, u. a. (November 2014) International Myeloma Working Group updated criteria for the diagnosis of multiple myeloma. The Lancet Oncology 15(12):e538–48

Leistungsknick und Oberbauchschmerzen bei einer 72-jährigen Patientin

3

Fallbeispiel

Sie arbeiten in einer hämatologischen Ambulanz. Durch den betreuenden Hausarzt wird Ihnen eine 72-jährige Patientin zugewiesen. Dem Hausarzt war eine extreme Leukozytose aufgefallen.

Anamnese: Die Patientin beschreibt eine Gewichtsabnahme von ca. 8 kg sowie einen Leistungsknick seit ca. sechs Monaten. Zusätzlich habe sich eine Minderung der Belastbarkeit eingestellt, sodass nur noch kleine Gehstrecken möglich seien. Die weitere vegetative Anamnese stellt sich mit Ausnahme von linksseitigen Oberbauchschmerzen, insbesondere nach Nahrungsaufnahme, unauffällig dar.

Fokussierte körperliche Untersuchung: Die der körperlichen Untersuchung zugänglichen Lymphknoten sind nicht vergrößert. Kardial und pulmonal ergeben sich keine Auffälligkeiten. Es lässt sich eine deutliche Splenomegalie bis acht Finger unterhalb des linken Rippenbogens palpieren. Eine Hepatomegalie liegt nicht vor.

Sonografie: Mit Ausnahme einer Splenomegalie (die Milz ist 19 cm lang) sowie einer echofreien Zyste der linken Niere ist die Ultraschalluntersuchung des Abdomens unauffällig. ◄

Sie lassen das Blutbild bestimmen (siehe Tab. 3.1) und bitten umgehend um eine zusätzliche Anfertigung eines Ausstrichpräparats.

Tab. 3.1 Blutbildbestimmung bei Erstvorstellung (pathologische Werte sind fett gedruckt)

Parameter	Referenz	Einheit	Wert
Hämoglobin (Hb)	11,5–15,0	g/dl	**10,7**
Hämatokrit (Hk)	35–46	%	**33,2**
Erythrozyten	3,9–5,1	$10^6/\mu l$	**3,72**
MCV	81–95	fl	89
MCH	26,0–32,0	pg	28,6
MCHC	32,0–36,0	g/dl	32,3
Thrombozyten	150–350	$10^3/\mu l$	172
Leukozyten	4,0–11,0	$10^3/\mu l$	**84,0**

3.1   Aufgabe 1

Bitte beurteilen und befunden Sie das Blutbild sowie das Ausstrichpräparat (siehe Tab. 3.1 sowie Abb. 3.1).

Befundung: Es stellt sich eine ausgeprägte Leukozytose mit kontinuierlicher Linksverschiebung über Metamyelozyten, Myelozyten und Promyelozyten bis hin zum Blasten (1 % nicht überschreitend) dar. Es zeigt sich eine geringe Basophilie (4 %). Es liegt eine leichte normochrome und normozytäre Anämie mit deutlicher Polychromasie und Vorhandensein von Normoblasten vor (leukerythroblastisches Blutbild). Die Erythrozytenmorphologie ist auffällig (deutliche Anisozytose und moderate Poikilozytose mit Vorliegen von Dakryozyten, Elliptozyten und z. T. Akanthozyten). Die Thrombozyten sind normwertig, weisen eine Thrombanisozytose auf und liegen z. T. als Riesenthrombozyten vor.

Beurteilung: Herausstechend sind eine ausgeprägte Leukozytose mit einer pathologischen Linksverschiebung und eine leichte Basophilie. Sowohl die nur milde vorhandene Anämie als auch die Thrombozytose sprechen für eine nicht eingeschränkte Hämatopoese und gegen eine Verdrängungsinsuffizienz. Der klinische Verlauf, die körperliche Untersuchung und das Differenzialblutbild lassen an eine myeloproliferative Neoplasie (MPN) denken.

3.2   Aufgabe 2

Aufgrund der Konstellation denken Sie zunächst an eine chronische myeloische Leukämie (CML). Rekapitulieren Sie die Diagnosekriterien gemäß der WHO-Klassifikation. Welche weitere Diagnostik benötigen Sie?
Laut der WHO-Klassifikation können Sie die Diagnose stellen, wenn…

• …eine Leukozytose im peripheren Blut vorliegt

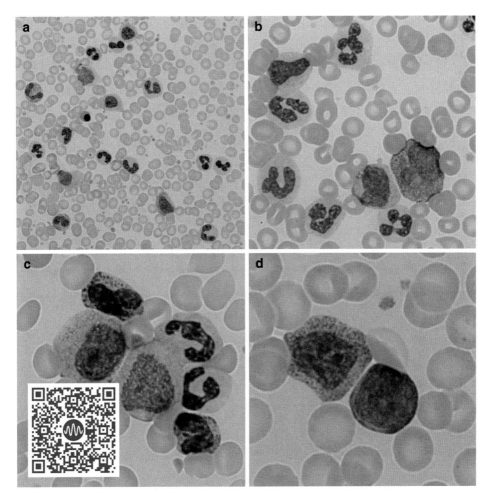

Abb. 3.1 Peripherer Blutausstrich (May-Grünwald-Färbung, a 10-, b und c 40- und d 100-fache Vergrößerung); mit freundlicher Genehmigung des UMG-L; mit freundlicher Genehmigung des UMG-L

und

- …Sie das Philadelphia-Chromosom und/oder BCR::ABL1 durch zytogenetische und/ oder geeignete molekulargenetische Techniken nachweisen.
- Eine Knochenmarkaspiration und -biopsie ist wünschenswert, um die Krankheitsphase zu betätigen, das Vorhandensein von Blastennestern festzustellen und den Grad der Fibrose zu bestimmen.

Sie klären die Patientin über eine Knochenmarkpunktion einschließlich einer -biopsie auf, die Sie im Anschluss komplikationslos durchführen. Außerdem veranlassen Sie den Versand von Knochenmarkblut in ein genetisches Speziallabor.

3.3   Aufgabe 3

Bitte befunden und beurteilen Sie das Ausstrichpräparat (siehe Abb. 3.2).

Befund:

Ausstrich- und Färbequalität	Gut
Zellularität (nach CALGB)	Extrem zellreich (4+nach CALGB)
Megakaryopoese	Relativ vermindert und qualitativ keine Auffälligkeiten
Erythropoese	Relativ und absolut vermindert und qualitativ keine Auffälligkeiten
Granulopoese	Massiv vermehrt, jedoch morphologisch unauffällig und in allen Ausreifungsstufen vorhanden
Sonstiges	Der Blastenanteil ist mit 1 % nicht erhöht. Erhöhter Anteil an eosinophilen (rund 15 %) und basophilen (rund 3 %) Granulozyten.
Beurteilung	Zytomorphologisch ist der vorliegende Befund gut vereinbar mit der Verdachtsdiagnose einer CML.

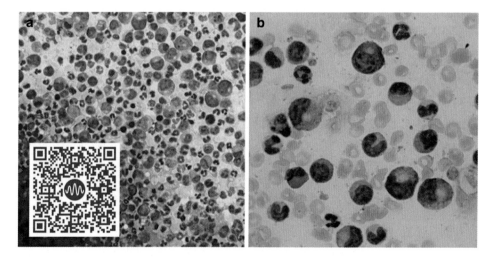

Abb. 3.2 Knochenmarkausstrich (May-Grünwald-Färbung, a 10-, b 100-fache Vergrößerung); mit freundlicher Genehmigung des UMG-L

3.4   Aufgabe 4

Der Befund der Zyto- und Molekulargenetik kommt aus dem Labor zurück. Wie interpretieren Sie diese Befunde? War es sinnvoll, auch eine zytogenetische Analyse mit anzufordern, oder hätte die Molekulargenetik allein ausgereicht?
Es zeigt sich folgendes Ergebnis:

> **Zytogenetik:** Es wurden 20 Metaphasen nach Giemsabandenfärbung untersucht. Diese zeigten folgenden Karyotyp:
> - 46,XX,t(9;22)(q34;q11)[19]/46,XX[1]
>
> **Molekulargenetik:** In der Gesamt-RNA der eingesandten Patientenprobe war das BCR::ABL1-p190-Fusionsgen nachweisbar. Die Quantifizierung der BCR::ABL1-p190-Transkripte ergab eine Transkriptlast von 98 %.

Der zytogenetische Befund zeigt eine typische Philadelphia-Translokation in 95 % (19 von 20) der untersuchten Metaphasen. Passend dazu ließ sich molekulargenetisch ein BCR/ABL-Fusionsgen nachweisen. Dieser Befund bestätigt Ihre Verdachtsdiagnose einer CML.

Die Durchführung einer Zytogenetik ist sinnvoll, da diese auch eventuell vorhandene Zusatzanomalien nachweist, welche eine diagnostische und prognostische Bedeutung haben. Dies ist allein durch die Molekulargenetik nicht möglich.

3.5   Aufgabe 5

Kennen Sie den EUTOS long-term survival score (ELTS)? Welche Faktoren fließen in den Score ein?
Mit dem Therapiefortschritt in der Behandlung der CML hat sich die Prognose signifikant verbessert. Vorhandene Risikoscores mussten daher fortlaufend angepasst und revidiert werden. Aktuell wird der ELTS-Score vom European LeukemiaNet (ELN) zur Prognoseabschätzung empfohlen. (Pfirrmann et al. 2016) Folgende Parameter fließen ein: Alter, Milzgröße (in cm unterhalb des Rippenbogens), Blasten im peripheren Blut, Thrombozytenanzahl.

Für die Patientin (72 Jahre, Annahme: Milzgröße 6 cm unterhalb des Rippenbogens, Blastenanzahl im peripheren Blut 1 %, Thrombozyten 159/nl) ergibt sich ein Risiko-Score von 2,4366, womit die Patientin der Hochrisikogruppe zuzuordnen ist.

Weiterer Verlauf: Sie leiten eine Therapie mit einem Tyrosinkinase-Inhibitor (TKI) ein. In regelmäßigen Abständen kontrollieren Sie das Therapieansprechen und stellen sowohl eine gute Verträglichkeit als auch eine gute Wirksamkeit fest.

Keyfacts

- Typisch für die CML ist eine ausgeprägte Leukozytose mit pathologischer Linksverschiebung und Basophilie. Auch eine Thrombozytose wird häufig nachgewiesen.
- Beweisend für die Diagnose ist der Nachweis der Philadelphia-Translokation t(9;22).
- Im Verlauf muss unter einer TKI-Therapie das Ansprechen regelmäßig mittels molekularen Monitorings überprüft werden.

Literatur

Pfirrmann M, Baccarani M, Saussele S, Guilhot J, Cervantes F, Ossenkoppele G, u. a. (Januar 2016) Prognosis of long-term survival considering disease-specific death in patients with chronic myeloid leukemia. Leukemia 30(1):48–56

Zervikale Lymphadenopathie und Fieber bei einem jungen Mann

4

Fallbeispiel

Sie sind in einer hämatologischen Praxis tätig. Ihnen wird durch den Hausarzt ein junger Mann mit Lymphknotenvergrößerung zugewiesen.

Anamnese: Der Patient berichtet, seit einigen Tagen an Unwohlsein, Kopfschmerzen und Fieber zu leiden. Im Verlauf seien Lymphknotenvergrößerungen im Bereich des Halses sowie ein linksseitiges abdominelles Druckgefühl hinzugekommen.

Körperliche Untersuchung: Sie palpieren eine beidseitige zervikale Lymphadenopathie bis maximal 2,5 cm. Die Lymphknoten sind gut verschieblich und nicht druckdolent. Die anderen Lymphknotenstationen stellen sich unauffällig dar. Während der tiefen Palpation des Abdomens gibt der Patient ein linksseitiges Stechen an. Die Milz ist vergrößert palpabel. Der sonstige internistische Untersuchungsbefund ist unauffällig. ◀

4.1   Aufgabe 1

Der Leitbefund in der körperlichen Untersuchung ist die vorliegende Lymphadenopathie. Lehrbücher der Inneren Medizin nennen mehr als 50 mögliche Differenzialdiagnosen. Können Sie diese in übergeordnete Kategorien einteilen? Nennen Sie jeweils ein Beispiel (Tab. 4.1).

© Der/die Autor(en), exklusiv lizenziert an Springer-Verlag GmbH, DE, ein Teil von Springer Nature 2025
N. Brökers und J. Schanz, *Diagnostische Pfade in der Hämatologie*,
https://doi.org/10.1007/978-3-662-69473-2_4

Tab. 4.1 Differenzialdiagnosen der
Lymphadenopathie; *Adaptiert
nach* Jung und Trümper 2008

Genese	Beispiel
Infektiös	Lokalinfekte, virale Infekte, …
Immunologisch	Impfungen, Rheumatoide Arthritis, …
Metabolisch	Amyloidose, M. Gaucher, …
Neoplastisch	Hodgkin-Lymphom, …
Andere	Fremdkörperreaktion, …

4.2   Aufgabe 2

**Bitte befunden Sie die Laborparameter (Tab. 4.2). In der maschinellen Differenzie-
rung wird als Hinweis angegeben, dass die Lymphozyten maschinell nicht eindeutig
möglich waren. Welche Diagnostik sollte sich direkt anschließen?**

Befund: Es zeigt sich eine milde Leukozytose. Im Differenzialblutbild ist der Anteil der
Lymphozyten sowohl absolut als auch relativ erhöht. Der Anteil der Granulozyten ist relativ erniedrigt, absolut aber normal. Es zeigt sich eine Erhöhung des CRP. Sowohl AST
als auch ALT sind erhöht.

In der maschinellen Differenzierung wird als Hinweis angegeben, dass die Lymphozyten maschinell nicht eindeutig zuzuordnen waren. Sie fertigen daher einen mikro-
skopischen Blutausstrich an (Abb. 4.1).

Tab. 4.2 Laborparameter (pathologische Werte sind fett gedruckt)

Parameter	Referenz	Einheit	Wert
Hämoglobin	13,5–17,5	g/dl	13,8
Hämatokrit	39–51	%	38,9
Erythrozyten	4,4–5,9	$10^6/\mu l$	4,36
MCV	81–95	fl	89
MCH	26,0–32,0	pg	29,4
Thrombozyten	150–350	$10^3/\mu l$	237
Leukozyten	4,0–11,0	$10^3/\mu l$	**14,2**
Aspartat-Aminotransferase (AST)	≤ 31	U/l	**265**
Alanin-Aminotransferase (ALT)	≤ 34	U/l	**199**
C-reaktives Protein (CRP)	$\leq 5,0$	mg/l	**43**
Lymphozyten	20–45	%	**73**
Monozyten	3–13	%	3
Eosinophile	≤ 8	%	1
Basophile	≤ 2	%	0
Neutrophile	40–76	%	**23**

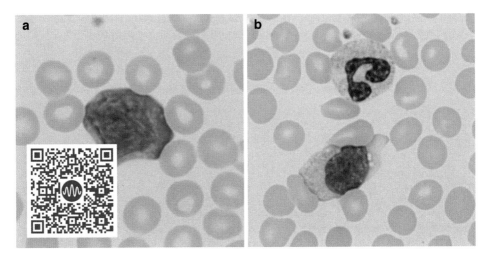

Abb. 4.1 Peripherer Blutausstrich (May-Grünwald-Färbung, a und b 100-fache Vergrößerung); mit freundlicher Genehmigung des UMG-L

4.3   Aufgabe 3

Nach welchen Kriterien teilen Sie Lymphozyten im Differenzialblutbild ein?
Im ersten Schritt werden die Lymphozyten zwischen unauffälligen (= typischer Lymphozyt) und auffälligen Zellen (= atypischen Zellen) unterschieden. Anschließend werden die auffälligen Lymphozyten den Kategorien „atypische Zelle, vermutlich reaktiv" oder „atypische Zelle, vermutlich neoplastisch" eingeteilt (Baurmann 2011).

4.4   Aufgabe 4

Bitte befunden und beurteilen Sie den Blutausstrich (Abb. 4.1).

Befund: Die Erythrozyten sind in ihrer Morphologie unauffällig. Die Thrombozyten sind quantitativ und qualitativ normal. Auffällig ist eine Lymphozytose mit einem hohen Anteil an atypischen Zellen, vermutlich reaktiv. Die sonstigen Leukozyten sind in ihrer Verteilung und Darstellung normal. Blasten sind nicht nachweisbar.

Beurteilung: Das maschinell gemessene Differenzialblutbild kann an dem Ausstrichpräparat reproduziert werden. Es zeigt sich eine deutliche Lymphozytose mit einem erhöhten Anteil an atypischen Zellen, die aufgrund ihrer Morphologie (feineres Chromatin, basophileres Zytoplasma, Zelle „legt sich den Erythrozyten an") als Lymphoid- oder Pfeiffer-Zellen bezeichnet werden. In der Zusammenführung der Anamnese, des körperlichen Untersuchungsbefunds und der Ergebnisse des Differenzialblutbilds ist eine akute Virusinfektion denkbar. Hierzu passend ist eine Begleithepatitis nachweisbar.

4.5   Aufgabe 5

Die Abnahme welcher Virusserologien ist zu diesem Zeitpunkt zu erwägen, nachdem Sie den Impfstatus überprüft haben und keine Impflücken feststellen konnten?

- Humanes Immundefizienz-Virus (HIV)
- Ebstein-Barr-Virus (EBV)
- Cytomegalievirus (CMV)
- Herpes-simplex-Virus (HSV)

Sie veranlassen eine erneute Blutentnahme und erhalten im Verlauf die Ergebnisse (Tab. 4.3).

Tab. 4.3 Ergebnisse der Virusserologien (pathologische Werte sind fett gedruckt)

Hepatitis B			
HBs-Antigen			negativ
Anti-HBc			negativ
Anti-HBs		mIU/ml	14
HIV			
HIV-Antigen-Antikörper			negativ
Epstein-Barr-Virus			
Anti-EBV-VCA-IgG			**positiv**
Anti-EBV-VCA-IgM			**positiv**
Anti-EBV-EBNA-IgG			negativ
Cytomegalie-Virus			
Anti-CMV-IgG		IU/ml	negativ
Anti-CMV-IgM			negativ
Herpes-simplex-Virus			
Anti-HSV-IgG			positiv
Anti-HSV-IgM			negativ

4.6   Aufgabe 6

Bitte interpretieren Sie diese Ergebnisse.

Eine akute Hepatitis-B-, HIV-, CMV- und HSV-Infektion sind nahezu ausgeschlossen, wobei in der Frühphase einer Virusinfektion falsch-negative Serologien denkbar sind. Der Befund spricht für eine akute EBV-Infektion, in der sowohl IgG-VCA als auch IgM-VCA positiv sind. In diesem Fall sind die Antikörper gegen das Virus-Kapsid gerichtet. Im weiteren Verlauf wird IgG-VCA persistieren und IgM-VCA negativ werden. Eine positive Antikörperreaktion gegen EBNA (nukleäres Antigen) liegt noch nicht vor. Hier wird es erst zu einem späteren Zeitpunkt, nämlich nach bis zu 12 Wochen, zu einer Konversion kommen.

Weiterer Verlauf: Sie klären den Patienten über seine Erkrankung auf und leiten eine supportive Behandlung ein.

Keyfacts

- Virale Infekte können mit einer Lymphozytose und atypischen Lymphozyten, sogenannten Virozyten, einhergehen.
- Eine EBV-Infektion kann mit einer viralen Hepatitis einhergehen.
- Atypische Lymphozyten werden in zwei Gruppen klassifiziert: atypische Zelle, vermutlich reaktiv und atypische Zelle, vermutlich neoplastisch.

Literatur

Jung W, Trümper L (2008) Differenzialdiagnose und -abklärung von Lymphknotenvergrößerungen. Internist. März 49(3):305–320
Baurmann H, Bettelheim P, Diem H, Gassmann W, Nebe T (1. Januar 2011) Lymphozytenmorphologie im Blutausstrich – Vorstellung einer überarbeiteten Nomenklatur und Systematik/Lymphocyte morphology in the peripheral blood film: proposal of a revised nomenclature and systematics. LaboratoriumsMedizin 35(5):261–70

Krampfanfall und Nierenversagen bei einer jungen Frau

Fallbeispiel

Sie sind als Arzt in der Zentralen Notaufnahme eines Krankenhauses der Maximalversorgung eingesetzt. Es wird die Einweisung einer jungen Frau durch den begleitenden Notarzt angekündigt. Zu Hause sei es zu einem beobachteten, selbstlimitierten und generalisierten tonisch-klonischen Krampfanfall gekommen, sodass der Notruf abgesetzt wurde. Bei Eintreffen des Rettungsdienstes sei die Patientin wach, jedoch desorientiert gewesen. Die Vitalparameter waren zu jeder Zeit stabil (110/70 mmHg; 80/ Min Herzfrequenz; Temperatur 36,8 °C). In der nach Anlage einer peripheren Venenverweilkanüle angelegten Blutzuckermessung wurde eine schwere Hypoglykämie von 39 mg/dl festgestellt. Es folgte die unmittelbare i.v. Gabe von Glukose.

Anamnese: Die Erhebung einer Eigenanamnese ist aufgrund der Verwirrtheit nicht möglich.

Körperlicher Untersuchungsbefund: Die Patientin zeigt einen deutlichen Ikterus an Haut und Schleimhäuten. Ansonsten zeigt sich der gesamte internistische Untersuchungsbefund mit Ausnahme einer Tachypnoe unauffällig. ◄

5.1   Aufgabe 1

Bitte beurteilen und befunden Sie die initiale venöse Blutgasanalyse (Tab. 5.1).

© Der/die Autor(en), exklusiv lizenziert an Springer-Verlag GmbH, DE, ein Teil von
Springer Nature 2025
N. Brökers und J. Schanz, *Diagnostische Pfade in der Hämatologie*,
https://doi.org/10.1007/978-3-662-69473-2_5

Tab. 5.1 Venöse Blutgasanalyse bei Aufnahme (pathologische Werte sind fett gedruckt)

Parameter	Referenz	Einheit	Wert
pH	7,26–7,46		**7,14**
pCO_2	37–50	mmHg	**29**
pO_2	36–44	mmHg	**49**
HCO_3	22–29	mmol/l	**8**
Base Excess	0 ± 2	mmol/l	**−17,4**
O_2-Sättigung	70–80	%	80
Natrium	136–145	mmol/l	**140**
Kalium	3,5–4,8	mmol/l	**6,2**
Kalzium, ionisiert	1,14–1,27	mmol/l	**1,68**
Chlorid	97–108	mmol/l	**113**
Glukose	60–100	mg/dl	**89**
Laktat	0,5–1,0	mmol/l	**5,3**

Befund: Es stellt sich eine Azidose mit Erniedrigung des Bikarbonats und negativem Base Excess dar. Der venöse pCO_2 ist erniedrigt. Zusätzlich fallen eine Hyperkaliämie sowie eine Laktatämie auf. Es liegt eine Anionenlücke von 19 vor (Berechnung der Anionenlücke: Natrium−(Chlorid+Bikarbonat); Bsp.: 140−(113+8)=19).

Beurteilung: Bei der Patientin liegt eine metabolische Azidose mit insuffizienter respiratorischer Kompensation vor. Es besteht eine Anionenlücke. Differenzialdiagnostisch muss bei einer Anionenlücke bei metabolischer Azidose an eine Additionsazidose (erhöhter Anfall von Säuren) und an eine akute Nierenschädigung und dadurch bedingt verminderte Ausscheidung gedacht werden (KUSMAUL: **K**etoazidose; **U**rämie; **S**alicylate; **M**ethanol; **A**ethylenglykol; **U**rämie; **L**aktatazidose). Eine Hypoglykämie liegt nach Glukosesubstitution nicht mehr vor.

Kurze Zeit später erhalten Sie weitere Blutwerte (Tab. 5.2).

5.2   Aufgabe 2

Bitte befunden Sie das Aufnahmelabor.

Befund: Das Blutbild weist eine normochrome und normozytäre Anämie sowie eine Thrombozytopenie auf. Außerdem kann eine akute Nierenschädigung im Stadium AKIN 3 (unter der Annahme, dass das Serumkreatinin zuvor normwertig war) nachgewiesen werden. Das Haptoglobin ist erniedrigt und es liegt eine starke Erhöhung des Bilirubins bei nur leicht erhöhter Gamma-Glutamyltransferase vor. Auffällig ist eine deutliche Erhöhung der Laktatdehydrogenase.

Tab. 5.2 Labor bei Aufnahme (pathologische Werte sind fett gedruckt)

Parameter	Referenz	Einheit	Wert
Hämoglobin (Hb)	11,5–15,0	g/dl	**9,2**
Hämatokrit (Hk)	35–46	%	**26,9**
Erythrozyten	3,9–5,1	10^6/µl	**3,1**
MCV	81–95	fl	86
MCH	26,0–32,0	pg	29,3
MCHC	32,0–36,0	g/dl	34.2
Thrombozyten	150–350	10^3/µl	**32**
Leukozyten	4,0–11,0	10^3 /µl	9,85
Kreatinin	0,50–1,00	mg/dl	**3,82**
Bilirubin, gesamt	0,3–1,2	mg/dl	**14,9**
Haptoglobin	0,14–2,58	g/l	**<0,04**
Gamma-Glutamyltransferase (GGT)	9–36	U/l	**152**
Laktatdehydrogenase (LDH)	125–250	U/l	**936**

Beurteilung: Leitbefund ist die ausgeprägte Thrombozytopenie und Anämie, die von einer deutlichen Erhöhung der Laktatdehydrogenase und der Erniedrigung des Haptoglobins begleitet wird. Zunächst ist die Konstellation dringend verdächtig auf eine hämolytische Krise.

Die Differenzialdiagnosen einer Hämolyse werden an anderer Stelle (siehe Kap. 10) abgehandelt.

Sie verlegen die Patientin nach Durchführung einer orientierenden sonografischen Untersuchung mit Ausschluss einer postrenalen Nierenfunktionsstörung sowie einer intra- oder extrahepatischen Cholestase auf die internistische Intensivstation.

5.3 Aufgabe 3

Welches akute lebensbedrohliche Erkrankungsbild muss sofort ausgeschlossen werden?

Die Kombination einer Thrombopenie, Hämolyse, neurologischer Symptomatik und Nierenschädigung ist ein hämatologischer Notfall. Eine weitere Abklärung muss umgehend erfolgen, da rasch die Differenzialdiagnose einer thrombotischen Mikroangiopathie (TMA) ausgeschlossen werden muss. Hier ist das die Thrombozytopenie, mikroangiopathische hämolytische Anämie sowie Endorganschaden wegweisend.

5.4   Aufgabe 4

Welche morphologischen Auffälligkeiten im peripheren Blutausstrich (siehe Abb. 5.1) erwarten Sie im Falle einer mikroangiopathischen hämolytischen Anämie? Bitte befunden und beurteilen Sie das Ergebnis.

Im Zuge der Abnormalitäten der mikrovaskulären Strombahn kommt es zur Fragmentierung der Erythrozyten. Im Blutausstrich sind die zerstörten Erythrozyten als Fragmentozyten oder Schistozyten nachweisbar. Das Erythrozytenfragmentationssyndrom ist definiert $\geq 5\,\permil$ Fragmentozyten. Es werden nur die Erythrozyten gezählt, die eine konkave und konvexe Seite aufweisen (sog. „Helm-Formen").

Befund: Fragmentozyten sind nicht nachweisbar, aber es finden sich Ringstrukturen in den Erythrozyten. Zum Teil liegen zwei Ringstrukturen in einem Erythrozyten vor. Die Ringstrukturen sind blass basophil und weisen einen kompakten eosinophilen Anteil auf. Kein Nachweis von Fragmentozyten. Nachvollziehbare Thrombozytopenie. Die Leukozyten sind in ihrer Darstellung und Verteilung unauffällig.

Beurteilung: Plasmodiennachweis im Ausstrich. Aufgrund der Morphologie und des Vorhandenseins mehrerer Plasmodien in einem Erythrozyten handelt es sich um Plasmodium falciparum, dem Erreger der Malaria tropica.

Weiterer Verlauf: Sie leiten umgehend eine antiinfektive Therapie ein. In der später durchgeführten Fremdanamnese erfahren Sie, dass sich die Patientin vier Wochen zuvor in einem Malaria-Endemiegebiet aufgehalten hat.

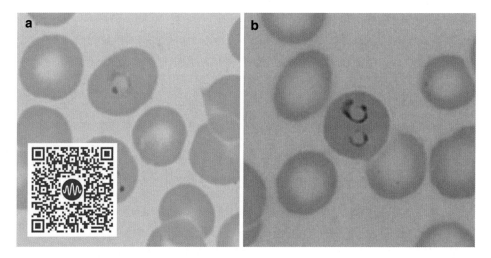

Abb. 5.1 Peripherer Blutausstrich (May-Grünwald-Färbung, a und b 100-fache Vergrößerung); mit freundlicher Genehmigung des UMG-L

Sie können anhand repetitiv durchgeführter Blutausstriche ein fortlaufendes Therapieansprechen feststellen. Nach vier Tagen der Behandlung sind keine Parasiten mehr nachweisbar. Der Zustand der Patientin bessert sich, sodass die Verlegung auf die Normalstation erfolgt. Nach weiteren zwei Wochen kann die Patientin entlassen werden.

Keyfacts

- Die Berechnung der Anionenlücke ist hilfreich, um eine metabolische Azidose
  weiter einzugrenzen.
- Eine Kombination aus Anämie, Hyperbilirubinämie und erniedrigtem Haptoglobin ist typisch für eine intravasale Hämolyse.
- Bei Verdacht auf eine TMA sollte zeitnah ein Blutausstrich mit der Frage nach
  Fragmentozyten angefertigt werden.
- Eine Malaria kann durch Nachweis der Parasiten in den Erythrozyten gesichert
  werden. Dies kann im Ausstrich gelingen, mit höherer Wahrscheinlichkeit sind
  diese aber durch die höhere Anreicherung im sogenannten „dicken Topfen" er-
  kennbar.

Dyspnoe und B-Symptomatik bei einer 64-jährigen Patientin

6

Sie arbeiten auf einer hämatologischen Normalstation in einem Krankenhaus der Maximalversorgung, zu dem ein eigenes hämatologisches Speziallabor gehört. Eine hämatologische Praxis meldet sich, um Ihnen eine akut erkrankte Patientin zuzuweisen, die sich in der Praxis befindet. Die Patientin habe eine ausgeprägte B-Symptomatik sowie eine schlechte Raumluftsättigung. In der Point-of-care-Analyse (POCT) konnten eine Anämie und Thrombozytopenie sowie eine Leukozytose (212/nl) festgestellt werden. Sie sagen zu und die Patientin wird bei Ihnen auf die Station aufgenommen.

Anamnese: Die Patientin beschreibt eine Häufung von Infekten der oberen Atemwege mit Kurzatmigkeit in den vergangenen Monaten. Seit ein paar Tagen habe sich ein produktiver Husten entwickelt. Die Hausärztin habe daraufhin eine Blutbildkontrolle veranlasst und anschließend besorgt angerufen und die Vorstellung in der hämatologischen Praxis veranlasst. Heute Morgen sei erstmals Fieber aufgetreten und die Kurzatmigkeit habe zugenommen. Die sonstige vegetative Anamnese stellt sich mit Ausnahme einer B-Symptomatik (Gewichtsverlust: 13 kg, aktuell 112 kg) unauffällig dar. Keine relevanten Vorerkrankungen. Keine Vormedikation.

Körperlicher Untersuchungsbefund: Deutlich reduzierter Allgemeinzustand. Adipöser Ernährungszustand. Pulmo: rechts-basal deutliche Rasselgeräusche, pO_2 unter Raumluft 82 %. Lymphknoten: an sämtlichen der körperlichen Untersuchung zugänglichen Lymphknotenstationen ist eine Vergrößerung feststellbar, z. T. können Sie Bulkformationen palpieren. Die Lymphknoten sind nicht druckdolent. Abdomen: soweit bei Adipositas beurteilbar, unauffälliger Befund.

© Der/die Autor(en), exklusiv lizenziert an Springer-Verlag GmbH, DE, ein Teil von Springer Nature 2025
N. Brökers und J. Schanz, *Diagnostische Pfade in der Hämatologie*,
https://doi.org/10.1007/978-3-662-69473-2_6

Sonografie: Splenomegalie bis 165 mm, Lymphknotenkonglomerate im Bereich der Leberpforte, keine intra- und extrahepatische Cholestase.

Röntgen Thorax: Rechts basal zeigt sich eine Transparenzminderung, die vereinbar mit pneumonischen Konsolidierungen ist. ◄

6.1   Aufgabe 1

Bitte befunden Sie das Aufnahmelabor (siehe Tab. 6.1). Bitte nennen Sie mögliche Differenzialdiagnosen. Welche Diagnostikmethode wählen Sie unmittelbar im Anschluss?

Befund: Es zeigt sich eine massive Leukozytose in Kombination mit einer Bizytopenie (normochrome und normozytäre Anämie sowie Thrombozytopenie). Zusätzlich zeigen sich eine Hyperurikämie sowie eine akute Nierenschädigung (unter der Annahme, dass das Serumkreatinin zuvor normwertig war). Die Laktatdehydrogenase ist erhöht.

Beurteilung: Das Aufnahmelabor zeigt eine Konstellation, die für eine in das Blut ausschwemmende hämatologische Erkrankung mit begleitender hämatopoetischer Insuffizienz typisch ist. Sowohl die Hyperurikämie als auch die Erhöhung der Laktatdehydrogenase sind vereinbar mit einem erhöhten Zellumsatz.

Folgende Differenzialdiagnosen sind voranging unter Berücksichtigung der Häufigkeit anzunehmen:

- Akute lymphatische oder myeloische Leukämie
- Leukämisch verlaufendes Lymphom mit Knochenmarkinfiltration

Tab. 6.1 Aufnahmelabor (pathologische Werte sind fett gedruckt)

Parameter	Referenz	Einheit	Wert
Hämoglobin (Hb)	11,5–15,0	g/dl	**8,1**
Hämatokrit (Hk)	35–46	%	**24,7**
Erythrozyten	3,9–5,1	$10^6/\mu l$	**2,7**
MCV	81–95	fl	91
MCH	26,0–32,0	pg	29,5
MCHC	32,0–36,0	g/dl	32,9
Thrombozyten	150–350	$10^3/\mu l$	**29**
Leukozyten	4,0–11,0	$10^3/\mu l$	**223**
Kreatinin	0,50–1,00	mg/dl	**1,52**
Harnsäure	2,6–6,0	mg/dl	**11,3**
Laktatdehydrogenase (LDH)	125–250	U/l	**735**

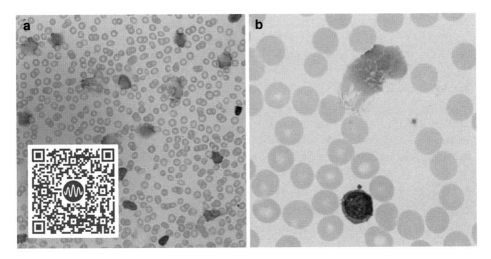

Abb. 6.1 Peripherer Blutausstrich (May-Grünwald-Färbung, a 40- und b 100-fache Vergrößerung); mit freundlicher Genehmigung des UMG-L

Sie halten Rücksprache mit der technischen Mitarbeiterin im hämatologischen Speziallabor und bitten um Anfertigung eines peripheren Blutausstrichs (siehe Abb. 6.1).

6.2 Aufgabe 2

Bitte befunden Sie den peripheren Blutausstrich (siehe Abb. 6.1). Welche Verdachtsdiagnose äußern Sie?

Befund: Die Erythrozyten sind vermindert und morphologisch ohne Auffälligkeiten. Die Thrombozyten sind sowohl qualitativ als auch quantitativ unauffällig. Die Leukozyten stellen sich vermehrt mit einem deutlich erhöhten Anteil an mittelgroßen, reifen und monomorphen Lymphozyten dar. Die weiteren kernhaltigen Zellen sind morphologisch unauffällig. Auffällig ist eine hohe Anzahl an zerstörten Zellen („Kernschatten").

Beurteilung: Der morphologische Befund ist klassisch für ein indolentes ausschwemmendes Non-Hodgkin-Lymphom. Eine klare Zuordnung zu einer Entität ist morphologisch nicht zweifelsfrei möglich, jedoch scheint eine B-CLL wahrscheinlich. Eine einfache Zuordnung gelingt durchflusszytometrisch.

Kernschatten können durch die mechanische Belastung der Zellen beim Ausstreichen auftreten, sind aber gehäuft bei ausschwemmenden niedrig- und hoch-malignen Non-Hodgkin-Lymphomen sowie akuten Leukämien zu finden. Dies ist dadurch begründet, dass die Zellen hier besonders vulnerabel sind und schon bei der geringen mechanischen Belastung des Ausstrichvorgangs zerstört werden. Ist die Diagnose einer B-CLL gesichert, werden die Kernschatten als Gumprecht-Kernschatten bezeichnet.

6.3   Aufgabe 3

Wie ist der typische Phänotyp einer B-CLL in der Durchflusszytometrie? Bitte befunden Sie anschließend die durchflusszytometrische Analyse aus dem peripherem Blut (siehe Abb. 6.2).

Eine klassische B-CLL stellt sich in der Durchflusszytometrie folgendermaßen dar: CD19+, CD5+, CD23+. Der Beweis der Monoklonalität wird durchflusszytometrisch über die Leichtkettenrestriktion erbracht. Liegt der klassische Phänotyp einer B-CLL vor, weist eine fehlende Leichtkettenexpression ebenfalls auf die Diagnose hin.

Befund: Im immunologischen Lymphozytengate liegen 97 % der Zellen (a). Diese sind zu 98 % B-Zellen (b). Es findet sich eine Population pathologischer B-Zellen mit folgenden Immunphänotyp: CD5+(f), CD19+(b), CD23+(d). Es besteht keine Leichtkettenrestriktion (c). CD10 ist negativ (f).

Beurteilung: Nachweis der Ausschwemmung einer pathologischen B-Zellpopulation. Diese ist phänotypisch gut mit einer B-CLL vereinbar.

6.4   Aufgabe 4

Sie stellen die Diagnose einer B-CLL. Sie rekapitulieren die Befunde. Zytopenien als Folge einer verminderten Bildung oder eines erhöhten Abbaus – letzteres liegt bei unauffälligen Hämolyseparametern nicht vor – sind Ihnen bekannt, jedoch sind Sie überrascht über die Schwere der Anämie und Thrombozytopenie. Außerdem stört Sie die deutliche Erhöhung der Laktatdehydrogenase, die Sie in dieser Höhe bei der Diagnose einer B-CLL nicht erwarten würden. An welche Komplikation einer B-CLL müssen Sie denken?

Die Richter-Transformation wurde 1928 erstmals publiziert und bezeichnet die Entstehung eines aggressiven großzelligen Lymphoms auf dem Boden einer B-CLL. Laborchemisch zeigt sich häufig eine ausgeprägte Anämie (< 11 g/dl; ca. 50 % d. Fälle), Thrombozytopenie (< 100 000/µl; 43 % d. Fälle) und Erhöhung der Laktatdehydrogenase (bis zu 80 %). Klinisch imponieren schwere Verläufe durch ausgeprägte B-Symptomatik und rasche Progression einer zum Teil vorbekannten Lymphadenopathie. Die Prognose ist in aller Regel schlecht (Robertson et al. 1993). Idealerweise erfolgt PET-CT-gestützt die Histologiegewinnung. Eine Knochenmarkbiopsie sollte zusätzlich erfolgen, da ein isolierter Nachweis im Knochenmark beschrieben ist (Ma et al. 2004).

Die Anamnese, die körperliche Untersuchung und durchgeführte Bildgebung sind bei Ihrer Patientin ohne Hinweis auf eine fokale Progression. Sie führen die Knochenmarkpunktion durch.

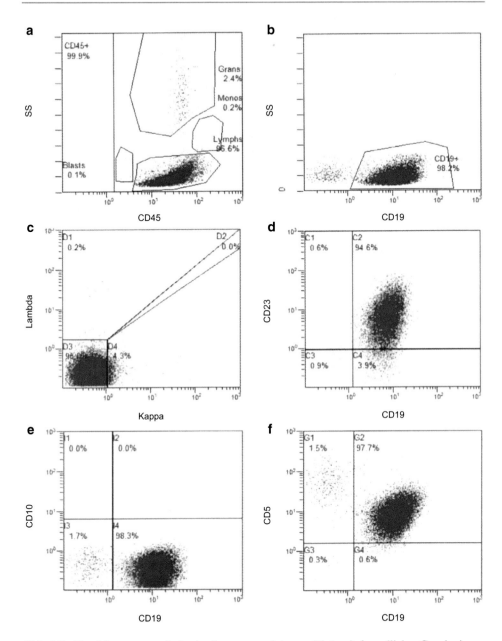

Abb. 6.2 Durchflusszytometrische Analyse von peripherem Blut; mit freundlicher Genehmigung des UMG-L

6.5   Aufgabe 5

Bitte befunden und beurteilen Sie den Knochenmarkausstrich (siehe Abb. 6.3).

Befund:

Ausstrich- und Färbequalität	Gut
Zellularität (nach CALGB)	Hyperzellulär (3 + nach CALGB)
Megakaryopoese	Quantitativ normal, qualitativ keine Auffälligkeiten
Erythropoese	Hochgradig vermindert und qualitativ keine Auffälligkeiten
Granulopoese	Hochgradig vermindert und qualitativ keine Auffälligkeiten
Sonstiges	Hochgradige Knochenmarkinfiltration durch eine reifzellige lymphatische Population. Der Anteil dieser Zellen liegt bei 90 %. Keine Vermehrung von Blasten.
Beurteilung	Hyperzelluläres Knochenmark mit hochgradiger Infiltration durch eine reife lymphatische Zellpopulation. Fast vollständige Verdrängung der normalen Hämatopoese. Der Befund ist gut vereinbar mit der bekannten B-CLL. Zytologisch kein Hinweis auf eine Richter-Transformation, der Befund der Histologie bleibt abzuwarten.

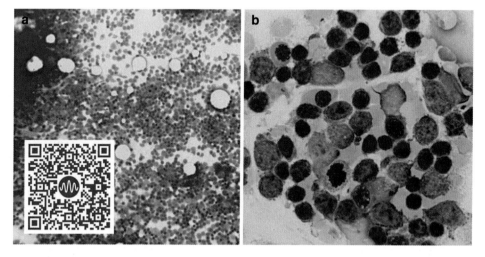

Abb. 6.3 Ausstrichpräparat Knochenmark (May-Grünwald-Färbung, a 10- und b 40-fache Vergrößerung); mit freundlicher Genehmigung des UMG-L

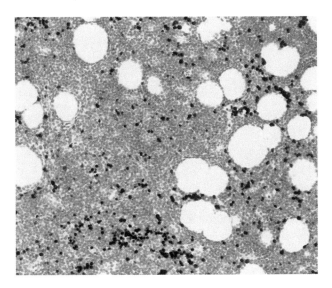

Abb. 6.4 Beckenkammtrepanat mit hochgradigen Infiltraten eines indolenten Lymphoms ohne gesteigerte Proliferation (Ki-67 Färbung, 20-fache Vergrößerung); mit freundlicher Genehmigung von Prof. Dr. P. Ströbel und Dr. A.-K. Gersmann, Institut für Pathologie der Universitätsmedizin Göttingen)

Der histologische Befund bestätigt Ihren Befund. Die Proliferation ist nicht gesteigert (siehe Abb. 6.4; Ki-67 Färbung).

6.6   Aufgabe 6

Sie stellen bei klassischer Morphologie, > 5000/µl B-Lymphozyten und passendem Phänotyp in der Durchflusszytometrie die Diagnose einer B-CLL (Hallek et al. 2018). Bestimmen Sie das Stadium nach der Einteilung nach Binet. Welche apparative Diagnostik benötigen Sie hierfür?

Bei der Patientin liegt ein Stadium C nach Binet (siehe Tab. 6.2) vor. Für die Einteilung wird lediglich die Blutbildbestimmung benötigt. Die Identifikation von betroffenen Regionen – hierzu gehören zervikale, axilläre, inguinale Lymphknotenvergrößerungen sowie Leber- und Milzvergrößerungen – erfolgt durch die körperliche Untersuchung.

6.7   Aufgabe 7

Welche weiteren etablierten Marker bestimmen Sie, um eine bessere prognostische Einschätzung geben zu können? Kennen Sie einen gängigen Prognoseindex?

Tab. 6.2 Stadieneinteilung nach Binet (Binet 1981)

Stadium	Definition
A	Hämoglobin > 10 g/dl Thrombozyten > 100 000/μl Unter drei betroffene Regionen
B	Hämoglobin > 10 g/dl Thrombozyten > 100 000/μl drei oder mehr betroffene Regionen
C	Hämoglobin < 10 g/dl Thrombozyten < 100 000/μl

Sie bestimmen mindestens folgende fünf unabhängigen Parameter: TP53-Status, IGHV-Mutationsstatus, beta2-Mikroglobulin, Binet-Stadium und Alter. Diese fließen in den CLL-IPI (*International Prognostic Index*; siehe Tab. 6.3) ein, der für eine bessere prognostische Einschätzung hinzugezogen werden kann (International CLL-IPI 2016)

0–1 Pkt.: niedriges Risiko
2–3 Pkt.: intermediäres Risiko
4–6 Pkt.: hohes Risiko.
7–10 Pkt.: sehr hohes Risiko

Folgende zyto- und molekulargenetischen Ergebnisse liegen Ihnen wenig später vor:

Karyotyp: 46,XX, del(17p)[18]/46,XX [7]
Molekulargenetik: IGHV-Gen unmutiert

6.8 Aufgabe 8

Bitte bestimmen Sie den CLL-IPI-Score.
Bei der Patientin liegt ein CLL-IPI-Score von 10 vor (*very high risk*).
Mit Aufnahme der Patientin auf Ihre Station haben Sie eine empirische antibiotische Therapie eingeleitet. Eine Besserung der pulmonalen Symptomatik stellte sich hierunter

Tab. 6.3 *CLL International Prognostic Index* (CLL-IPI)

Risikofaktor	Punkte
> 65 Jahre	1 Pkt
Stadium Binet B/C od. Rai I-IV	1 Pkt
IGHV-Status unmutiert	2 Pkt
beta2-Mikroglobulin > 3,5 mg/l	2 Pkt
TP53-mutiert oder del(17p13.1)	4 Pkt

nicht ein. In der PET-CT Diagnostik zeigen sich metabolisch-aktive Areale, deren Genese (neoplastisch vs. infektiös) Sie morphologisch nicht weiter einordnen können. Sie entscheiden sich zur Bronchoskopie. Aus der bronchoalveolären Lavage (BAL) lassen Sie eine durchflusszytometrische Analyse anfertigen.

6.9   Aufgabe 9

Bitte befunden und beurteilen Sie die durchflusszytometrische Analyse der BAL (siehe Abb. 6.5).

Befund: Im immunologischen Lymphozytengate liegen 27 % der Zellen (a). Diese sind zu 51 % B-Zellen (b). Es findet sich eine Population pathologischer B-Zellen mit folgenden Immunphänotyp: CD5+(d), CD19+(b). Es besteht eine Kappa-Leichtkettenrestriktion (c).

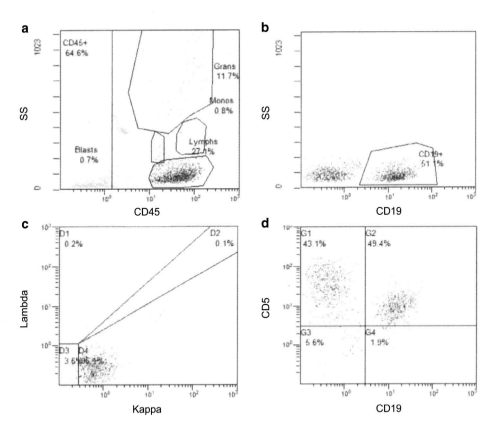

Abb. 6.5 Durchflusszytometrische Analyse von Bronchoalveolärer Lavage; mit freundlicher Genehmigung des UMG-L

Beurteilung: Extranodaler/pulmonaler Befall durch eine pathologische B-Zellpopulation mit dem Phänotyp der vorbekannten B-CLL. Dass hier eine Kappa-Leichtketten-restriktion vorliegt und nicht – wie bei den Voruntersuchung – eine fehlende Expression, ist messtechnisch bedingt.

Weiterer Verlauf: Nachdem Sie eine infektiöse Genese der pulmonalen Symptomatik ausgeschlossen haben, beginnen Sie eine chemotherapiefreie Therapie, in deren Initialphase eine ausgeprägte Tumorlyse auftritt. Die Symptome klingen rasch ab und der Allgemeinzustand der Patientin bessert sich, sodass sie kurz nach Einleitung der Therapie entlassen werden kann.

Keyfacts

- Die Kombination aus Leukozytose, Anämie und Thrombozytopenie ist bis zum Beweis des Gegenteils immer hochgradig verdächtig auf eine maligne hämatologische Erkrankung.
- Die erste Maßnahme ist in diesem Fall die Anfertigung eines Differenzialblutbildes.
- Die weitere Differenzierung der maligner Zellen bei ausschwemmenden Lymphomen erfolgt durchflusszytometrisch.

Literatur

Binet JL, Auquier A, Dighiero G, Chastang C, Piguet H, Goasguen J, u. a. (1. Juli 1981) A new prognostic classification of chronic lymphocytic leukemia derived from a multivariate survival analysis. Cancer 48(1):198–206

Hallek M, Cheson BD, Catovsky D, Caligaris-Cappio F, Dighiero G, Döhner H, u. a. (21. Juni 2018) iwCLL guidelines for diagnosis, indications for treatment, response assessment, and supportive management of CLL. Blood 131(25):2745–60

International CLL-IPI working group (2016) An international prognostic index for patients with chronic lymphocytic leukaemia (CLL-IPI): a meta-analysis of individual patient data. Lancet Oncol. Juni 17(6):779–790

Ma Y, Mansour A, Bekele BN, Zhou X, Keating MJ, O'Brien S, u. a. (15. Mai 2004) The clinical significance of large cells in bone marrow in patients with chronic lymphocytic leukemia. Cancer 100(10):2167–75

Robertson LE, Pugh W, O'Brien S, Kantarjian H, Hirsch-Ginsberg C, Cork A, u. a. (Oktober 1993) Richter's syndrome: a report on 39 patients. J Clin Oncol 11(10):1985–9

Dyspnoe und kardiale Dekompensation bei einem 70-jährigen Patienten

---

Fallbeispiel

Sie arbeiten auf einer hämatologischen Normalstation in einem Krankenhaus der Maximalversorgung, in dem ein Labor der hämatologischen Spezialdiagnostik vorhanden ist.

Als Verlegung aus einem externen Krankenhaus nehmen Sie einen 70-jährigen Patienten auf, der sich initial mit neu aufgetretener Dyspnoe sowie beidseitigen Unterschenkelödemen in der dortigen Notaufnahme vorstellte. Laborchemisch zeigte sich eine schwere Anämie (Hämoglobin 5,4 g/dl) sowie eine ausgeprägte Leukozytose (Leukozyten $75*10^3/\mu l$). Nach einer Gabe von zwei Erythrozytenkonzentraten erfolgte die Verlegung in Ihre Abteilung.

Anamnese: Der Patient beschreibt eine akute Verschlechterung des Allgemeinzustands (Abgeschlagenheit, Antriebsarmut) sowie zunehmende Luftnot ohne Husten oder Auswurf. Auch nach der Transfusion habe sich keine Besserung eingestellt. Weiterhin habe er seit zwei Tagen rasch zunehmende Unterschenkelödeme. Der Patient sei seit etlichen Jahren in keiner ärztlichen Kontrolle gewesen. Vorerkrankungen seien nicht bekannt. Keine regelmäßige Medikamenteneinnahme. Keine Allergien.

Körperliche Untersuchung: Der internistische Untersuchungsbefund stellt sich mit Ausnahme beschriebener Unterschenkelödeme, einer Blässe, einer Tachykardie sowie einer beidseitigen Bronchospastik unauffällig dar. ◄

N. Brökers und J. Schanz, *Diagnostische Pfade in der Hämatologie*, https://doi.org/10.1007/978-3-662-69473-2_7

7.1   Aufgabe 1

Bitte befunden und beurteilen Sie die Ergebnisse des Aufnahmelabors (siehe Tab. 7.1) im Kontext der Anamnese.

Befund: Es zeigen sich eine Anämie und Thrombozytopenie bei Nachweis einer Leukozytose. Außerdem lassen sich eine Erhöhung der Laktatdehydrogenase, des Kreatinins sowie der Harnsäure nachweisen.

Beurteilung: Bereits die kurze Anamnese lässt auf eine akute Erkrankung schließen. Die deutliche Leukozytose, kombiniert mit einer Erhöhung von Harnsäure, Kreatinin und Laktatdehydrogenase sowie Bizytopenie, ist mit der Verdachtsdiagnose einer akuten Leukämie gut vereinbar. Selbstverständlich müssen andere internistische Differenzialdiagnosen der Dyspnoe abgeklärt werden.

Kurze Zeit später können Sie das Differenzialblutbild (siehe Abb. 7.1) mikroskopieren.

7.2   Aufgabe 2

Bitte befunden und beurteilen Sie das Differenzialblutbild (Abb. 7.1). Auf welche morphologischen Auffälligkeiten achten Sie besonders, sofern sich die Differenzialdiagnose der akuten Leukämie bestätigt?

Tab. 7.1 Aufnahmelabor (pathologische Werte sind fett gedruckt)

Parameter	Referenz	Einheit	Wert
Hämoglobin (Hb)	13,5–17,5	g/dl	**7,7**
Hämatokrit (Hk)	39–51	%	**26,6**
Erythrozyten	4,4–5,9	$10^6/\mu l$	**2,73**
MCV	81–95	fl	**98**
MCH	26,0–32,0	pg	28,1
MCHC	32,0–36,0	g/dl	**28,9**
Thrombozyten	150–350	$10^3/\mu l$	**96**
Leukozyten	4,0–11,0	$10^3/\mu l$	**77,0**
Natrium	136–145	mmol/l	**135**
Kalium	3,5–4,6	mmol/l	4.0
Kreatinin	0,70–1,20	mg/dl	**1,32**
Harnsäure	3,5–7.2	mg/dl	**7,7**
C-reaktives Protein (CRP)	≤ 5,0	mg/l	**62,6**
Lactat-Dehydrogenase (LDH)	125–250	U/l	**1393**

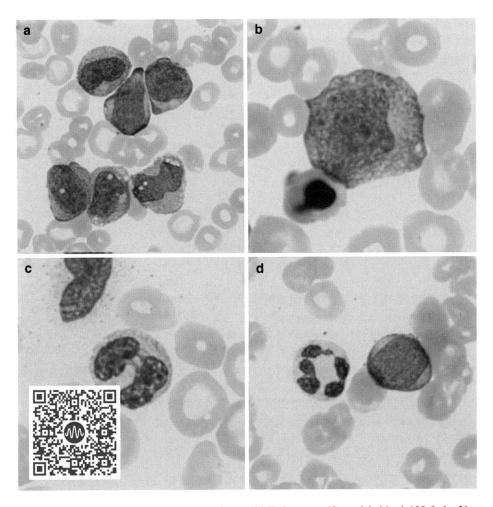

Abb. 7.1 Peripherer Blutausstrich (May-Grünwald-Färbung, a 40- und b bis d 100-fache Vergrößerung); mit freundlicher Genehmigung des UMG-L

Besteht der Verdacht auf eine (ausschwemmende) akute Leukämie, ist zunächst die Quantifizierung des Blastengehalts entscheidend. Zusätzlich sollte auf morphologische Auffälligkeiten geachtet werden. Finden sich Auerstäbchen, ist die Diagnose einer akuten myeloischen Leukämie gestellt. Wie ist die Kernmorphologie der Blasten? Hier sollte insbesondere rasch die hypogranulierte Variante der akuten Promyelozytenleukämie (AML-M3v) ausgeschlossen werden. Sind die Blasten hypergranuliert und finden sich zusätzliche Auerstäbchen, die gelegentlich als Bündel liegen, ist der Befund morphologisch vereinbar mit der Diagnose einer klassischen akuten Promyelozytenleukämie (AML-M3). Prominente zytoplasmatische Vakuolen sind bei einer reifzelligen B-ALL/Burkitt-Lymphom vorhanden. Finden sich dysplastische Veränderungen an den

Thrombozyten (z. B. Riesenthrombozyten), den Erythrozyten (z. B. Kernatypien) oder den Granulozyten (z. B. Kernsegmentierungsstörungen, Hypogranulierung), kann ein (häufig unentdecktes) MDS der Leukämie vorangegangen sein. In diesem Fall ist von einer sekundären Leukämie auszugehen.

Befund: An den Erythrozyten zeigt sich eine Polychromasie, Aniso- und Poikilozytose sowie der Nachweis atypischer Formen (Stomatozyten, Ovalozyten, Targetzellen, Anulozyten). Außerdem sind erythrozytäre Vorläuferzellen nachweisbar, die zum Teil dysplastische Veränderungen (Kernentrundungen, Kernaustülpungen) aufweisen. Die Thrombozyten sind vermindert und zum Teil dysplastisch (Riesenthrombozyt). Nachvollziehbare Leukozytose mit einem Blastenanteil von ca. 40 % und wenig reifen Granulozyten, sodass ein Hiatus leucaemicus vorliegt. Die Granulozyten sind zum Teil übersegmentiert, hypogranuliert, vakuolisiert oder zeigen Kernatypien. Außerdem können Pseudo-Pelger-Zellen nachgewiesen werden. Die Blasten sind z. T. vakuolisiert und weisen Primärgranula und gelegentlich Nukleoli auf (L2-Typ nach FAB-Klassifikation). Zahlreiche Blastenkerne sind gelappt. Auerstäbchen zeigen sich nicht.

Beurteilung: Der periphere Blutausstrich bestätigt die Verdachtsdiagnose einer akuten Leukämie mit einem Blastenanteil von > 20 % an allen kernhaltigen Zellen. Eine klare morphologische Linienzuordnung – lymphatisch vs. myeloisch – wäre nur bei Vorhandensein von Auerstäbchen möglich. Aufgrund des Alters und insbesondere aufgrund der dysplastischen Veränderungen der Granulozyten und Zellen der erythrozytären Reihe ist eine sekundäre akute myeloische Leukämie aber wahrscheinlicher.

Sie erläutern dem Patienten die Diagnose und führen zur Komplettierung der Diagnostik eine Knochenmarkpunktion durch.

7.3 Aufgabe 3

Bitte befunden und beurteilen Sie das Knochenmarkausstrichpräparat (Abb. 7.2).

Befund:

Ausstrich- und Färbequalität	Gut
Zellularität (nach CALGB)	Extrem zellreich (4+ nach CALGB)
Megakaryopoese	Vermindert und dysplastische Veränderungen (Einzelkernigkeit) in nahezu 100% der Megakaryozyten
Erythropoese	Vermindert und dysplastische Veränderungen (Kernatypien, Kernentrundungen und Kernabsprengungen) in >50% der Zellen der Erythropoese
Granulopoese	Die weiße Reihe ist vermindert und deutlich reifungsgestört. Es finden sich nur wenige ausgereifte Zellen der Granulopoese.

Sonstiges	Nachweis einer Population von Blasten. Die Blasten sind z.T. vakuolisiert und weisen Primärgranula und gelegentlich Nukleoli auf (L2-Typ nach FAB-Klassifikation). Auerstäbchen zeigen sich nicht. Der Anteil der Blasten beträgt rund 25 %, liegt z.T. fokal aber auch höher.
Beurteilung	Akute Leukämie mit multilineären, dysplastischen Veränderungen. Somit ist eine sek. AML zu vermuten. Der Blastenanteil beträgt 25 %.

7.4 Aufgabe 4

Die Durchflusszytometrie, mit der Sie rasch eine klare Linienzugehörigkeit festlegen können, steht Ihnen als Untersuchungsmethode zur Verfügung. Bitte beurteilen Sie folgende Scattergramme (Abb. 7.3).

Befund: Nach CD45/SSC-Analyse ist die Granulopoese vermindert (a). Nachweis von Myeloblasten in 35 % der Zellen mit folgendem Phänotyp: CD45 + (a), CD34+(b), CD13+(b), CD33+(c), CD38+(c), cyMPO+(d), cyCD79a − (d). Außerhalb des Untersuchungsgates finden sich außerdem Monozyten und Lymphozyten.

Beurteilung: Nachweis einer AML im Knochenmark. Der Anteil der Blasten auf alle Zellen bezogen beträgt durchflusszytometrisch 35 %.

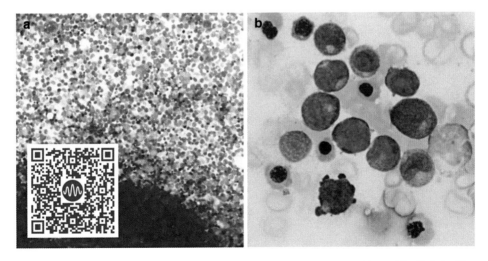

Abb. 7.2 Ausstrichpräparat Knochenmark (May-Grünwald-Färbung, a 10- und b 40-fache Vergrößerung); mit freundlicher Genehmigung des UMG-L

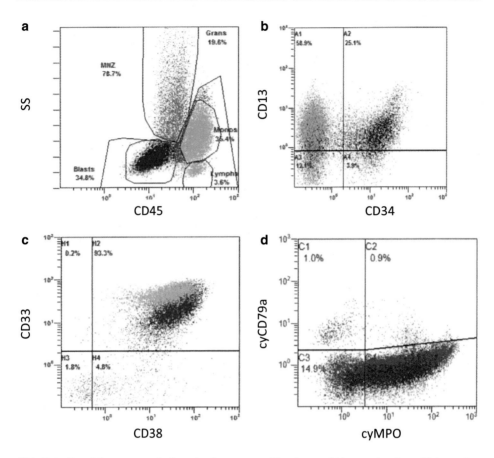

Abb. 7.3 Durchflusszytometrische Analyse von Knochenmarkblut; mit freundlicher Genehmigung des UMG-L

7.5   Aufgabe 5

Sie veranlassen eine zyto- und molekulargenetische Analyse an Knochenmark-zellen. Hier erhalten Sie folgendes Ergebnis aus dem Labor zurück. Wie interpretieren Sie die genetischen Ergebnisse hinsichtlich der Diagnose und Prognose?

Zytogenetik: 47,XY,,del(5)(q13;q33),−7,+8,+13,-18,+21[14]/46,XY[11]
Molekulargenetik: Mutationen in den Genen IDH2, NRAS, ASXL1 und CEBPA

Es zeigt sich ein komplex aberranter Karyotyp mit 6 verschiedenen zytogenetischen Aberrationen. In der molekulargenetischen Analyse lassen sich ebenfalls 4 verschiedene Mutationen nachweisen. In der WHO-Klassifikation von 2022 werden zyto- und molekulargenetische Aberrationen bzw. Mutationen genannt, die eine Myelodysplasie-assoziierte AML (AML-MR) definieren (Khoury 2022). Im hier beschriebenen Karyotyp sind mehrere dieser Aberrationen enthalten, auch die ASXL1-Mutation ist eine definierende somatische Mutation. Hinsichtlich der Prognose ist der genetische Befund gemäß der ELN-Klassifikation als prognostisch ungünstig zu klassifizieren (Döhner 2022).

Weiterer Verlauf: Mit Aufnahme wurde eine zytoreduktive Therapie eingeleitet, worunter sich die Dyspnoe zunächst besserte, sodass retrospektiv von einem Hyperviskositätssyndrom ausgegangen werden kann. Nach der Induktionstherapie wurde der Patient erfolgreich in CR1 einer allogenen PBSCT zugeführt.

Keyfacts

- Die Kombination aus einer Leukozytose und einer Anämie/Thrombozytopenie ist immer dringend verdächtig auf die Ausschwemmung einer klonalen Leukozytenpopulation.
- Bei Vorliegen stark erhöhter Leukozytenwerte sollte immer ein Differenzialblutbild angefertigt werden.
- Bei Verdacht auf eine akute Leukämie sollte im Blutausstrich immer auf das Vorliegen eines Hiatus leucaemicus geachtet werden.
- Zur Diagnostik einer akuten Leukämie gehören Zytomorphologie, Durchflusszytometrie sowie genetische Analysen (Zyto- und Molekulargenetik).
- Der zyto- und molekulargenetische Befund ist relevant für die Diagnosestellung sowie die prognostische Klassifikation.

Literatur

Döhner H, Wei AH, Appelbaum FR, Craddock C, DiNardo CD, Dombret H, u. a. (22. September 2022) Diagnosis and management of AML in adults: 2022 recommendations from an international expert panel on behalf of the ELN. Blood 140(12):1345–77.

Khoury JD, Solary E, Abla O, Akkari Y, Alaggio R, Apperley JF, u. a. (Juli 2022) The 5th edition of the World Health Organization Classification of Haematolymphoid Tumours: Myeloid and Histiocytic/Dendritic Neoplasms. Leukemia 36(7):1703–19.

Deutlicher Gewichtsverlust und Blutungsneigung bei einer 43-jährigen Patientin

---

Fallbeispiel

Sie arbeiten als hämatologischer Stationsarzt in einem Krankenhaus der Maximalversorgung. Ihnen wird eine 43-jährige Patientin zugewiesen, bei der bei Nachweis einer Ausschwemmung von Blasten (>20 % im peripheren Blut) die Diagnose einer akuten Leukämie gestellt wurde.

Anamnese: Die Patientin gibt eine leichte Minderung der Belastbarkeit sowie einen Gewichtsverlust von 12 kg innerhalb der letzten zwei Monate an. Die weitere vegetative Anamnese ist unauffällig. Weitere Vorerkrankungen oder regelmäßige Medikamenteneinnahmen seien nicht vorliegend. Sie arbeite als Verwaltungsfachangestellte in einem mittelständigen Unternehmen.

Körperlicher Untersuchungsbefund: Patientin in gutem Allgemein- und normalem Ernährungszustand. Es zeigen sich petechiale Einblutungen an der unteren Extremität sowie enoral. Der übrige internistische Untersuchungsbefund stellt sich unauffällig dar. ◄

8.1 Aufgabe 1

Der Patientin wurden externe Laborwerte mitgegeben (siehe Tab. 8.1) vor. Bitte befunden und beurteilen Sie diese Werte.

Befund: Nachweis einer Bizytopenie (hyperchrome und makrozytäre Anämie sowie Thrombozytopenie) bei normwertigen Leukozyten. Im Differenzialblutbild zeigen sich

Tab. 8.1 Externe laborchemische Ergebnisse (pathologische Werte sind fett markiert)

Parameter	Referenz	Einheit	Wert
Hämoglobin (Hb)	11,5–15,0	g/dl	**9,2**
Hämatokrit (Hk)	35–46	%	**26,4**
Erythrozyten	3,9–5,1	$10^6/\mu l$	**2,60**
MCV	81–95	fl	**101**
MCH	26,0–32,0	pg	**35,5**
MCHC	32,0–36,0	g/dl	35,0
Thrombozyten	150–350	$10^3/\mu l$	**38**
Leukozyten	4,0–11,0	$10^3/\mu l$	4,71
Erythroblasten	< 1	%	**1**
Blasten	< 1	%	**63**
Stabkernige	≤ 8	%	5
Segmentkernige	40–76	%	**13**
Lymphozyten	20–45	%	**15**
Monozyten	3–13	%	**1**
Eosinophile	≤ 8	%	2
Kreatinin	0,50–1,00	mg/dl	**1,18**
Harnsäure	2,6–6,0	mg/dl	**9,7**
Lactat-Dehydrogenase (LDH)	125–250	U/l	**3746**

eine Ausschwemmung von Blasten, ein Hiatus leucaemicus sowie eine absolute und relative Verminderung der Granulozyten.

Beurteilung: Nachweis einer akuten Leukämie. Laborchemisch kann eine akute Nierenschädigung im Stadium AKIN 1 (angenommen: Serumkreatinin war zuvor normwertig) mit Hyperurikämie und LDH-Erhöhung als Hinweis auf einen erhöhten Zellumsatz bzw. eine spontane Tumorlyse festgestellt werden.

8.2   Aufgabe 2

Sie lassen ein Differenzialblutbild anfertigen, das Sie kurze Zeit später befunden können (siehe Abb. 8.1). Zum jetzigen Zeitpunkt können Sie lediglich die Diagnose einer akuten Leukämie stellen. Eine klare Linienzugehörigkeit, aus der sich Konsequenzen für die Therapie ergeben, ist Ihnen bisher nicht bekannt. Kennen Sie morphologische Unterschiede, mit denen Sie zwischen myeloischem oder lymphatischem Ursprung unterscheiden können?

Befund: Aniso- und Poikilozytose mit Dakryozyten und Stomatozyten. Nachvollziehbare Thrombozytopenie. Nachweis von 55 % Blasten. Diese sind relativ groß und weisen

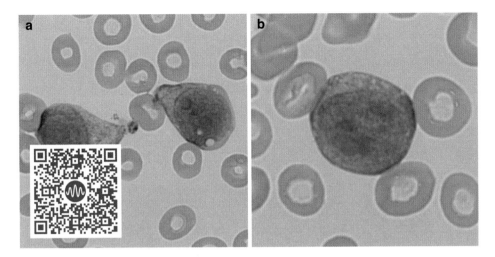

Abb. 8.1 Peripherer Blutausstrich (May-Grünwald-Färbung, a und b 40-fache Vergrößerung); mit freundlicher Genehmigung des UMG-L

einen schmalen, dunkelblauen Zytoplasmasaum und Nukleoli auf. Nur ganz vereinzelt zarte Granulation und Vakuolen. Kein Nachweis von Auerstäben.

Beurteilung: Es bestätigt sich das externe Differenzialblutbild mit Nachweis einer Blastenvermehrung. Aufgrund des Blastengehalts > 20 % kann die Diagnose einer akuten Leukämie gestellt werden. Eine Aussage zur Linienzugehörigkeit ist nicht möglich.

Die eindeutige Unterscheidung zwischen einer myeloischen und einer lymphatischen Linienzugehörigkeit gelingt morphologisch nur bei Anwesenheit von Auerstäbchen. Sind diese zu finden, kann eine sichere Zuordnung zur myeloischen Linie getroffen werden. Der Nachweis von azurophilen Granulationen ist suggestiv, aber nicht beweisend für den myeloischen Ursprung. Andere morphologische Auffälligkeiten wie Zellgröße, Kernform, Kern-Plasma-Verhältnis und Vakuolen lassen keine eindeutige Zuordnung zu.

8.3   Aufgabe 3

Die Durchflusszytometrie, eine rasch durchzuführende Untersuchungsmethode, kann zügig den Phänotyp klären. Kennen Sie Marker, die bei dieser Fragestellung untersucht werden?
Ist die Diagnose einer akuten Leukämie getroffen, kann über den spezifischen Immunphänotyp der Blasten auf die dazugehörige Linie rückgeschlossen werden. In einem ersten Untersuchungsansatz werden im Sinne einer Stufendiagnostik sowohl myeloische als auch B- und T-lymphatische Marker getestet, um je nach Ergebnis in den nachgeschalteten Untersuchungsschritten die Linie zu bestätigen und die Diagnose abzu-

sichern. Folgende Marker haben eine hohe Spezifität und sind häufig Bestandteil des sogenannten initialen Blastenscreens (van Dongen et al. 2012):

- Myeloische Differenzierung: cyMPO
- B-lymphatische Marker: cyCD79a, CD19
- T-lymphatische Marker: cyCD3, CD7 und smCD3

8.4 Aufgabe 4

Bitte befunden und beurteilen Sie nachfolgende Scattergramme (siehe Abb. 8.2).

Befund: Nach CD45/SSC-Analyse ist die Granulopoese vermindert (a). Nachweis von Blasten in 29 % der Zellen (a) mit Nachweis CD34 (C). Innerhalb dieser Population lassen sich zwei Subpopulationen identifizieren:

- Population 1: CD34+, CD33+(c), cyMPO+(b)
- Population 2: CD34+, CD33−(c), cyCD79a+(d), CD19+(e), CD22+(f)

Beurteilung: Nachweis einer Ausschwemmung von Blasten in das periphere Blut. Der Anteil beträgt durchflusszytometrisch 29 %. Es können zwei Blastenpopulationen nachgewiesen werden, die einen differenten Phänotyp aufweisen. Eine CD34-positive Population zeigt einen myeloischen Phänotyp (cyMPO+, CD33+, CD13+). Die andere CD34-positive Population exprimiert B-lymphatische Marker (cyCD79a+, CD19+, CD22+).

8.5 Aufgabe 5

Sie vermuten eine akute Leukämie vom Typ *mixed-phenotype acute leukemia*, früher biklonale Leukämie. Was verstehen Sie unter diesem Begriff?
Die Festlegung einer Linienzugehörigkeit einer akuten Leukämie kann in einigen wenigen Fällen nicht sicher vorgenommen werden, da sowohl lymphatische als auch myeloische Marker auf einer Blastenpopulation exprimiert werden. Diese Konstellation nennt man biphänotypisch (BAL; *biphenotypic acute leukemia*). Eine biklonale Leukämie (BLL; *bilineage leukemia*) hingegen weist zwei getrennte Blastenpopulation auf, von denen eine Populationen myeloische und eine Population lymphatische Marker präsentiert. Die WHO-Klassifikation für hämatopoetische Tumore summiert beide Entitäten in die Gruppe der MPAL *(mixed phenotype acute leukemia)* (Khoury et al. 2022).

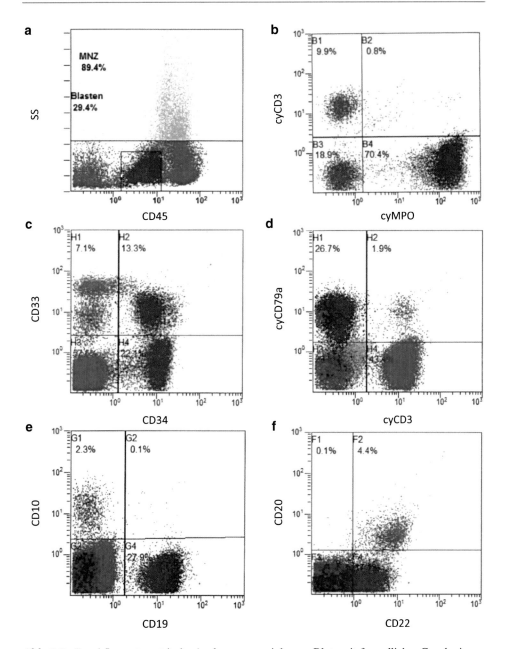

Abb. 8.2 Durchflusszytometrische Analyse von peripherem Blut; mit freundlicher Genehmigung des UMG-L

Tab. 8.2 EGIL-Score

Score	B-Linie	T-Linie	Myeloisch
2 Punkte	cyCD79a cyIgM cyCD22	CD3 (cy oder s) TCR a/b TCR g/d	MPO Lysozym
1 Punkt	CD19 CD10 CD20	CD2 CD5 CD8 CD10	CD13 CD33 CD65 CD117
0,5 Punkte	TdT CD24	TdT CD7 CD1a	CD14 CD15 CD64

8.6 Aufgabe 6

Kennen Sie einen Score, den Sie für die Diagnostik einer MPAL in der Durchflusszytometrie nutzen?

Der EGIL-Score ist in der Diagnostik der MPAL weit verbreitet. Hierbei werden gewichtete Punkte für jeweilige Marker einer Liniendifferenzierung vergeben. In der modifizierten Version wird ab einem Punktwert ≥ 2 Punkte in zwei verschiedenen Zelllinien die Diagnose einer MPAL gestellt (siehe Tab. 8.2). In der Klassifikation der European Leukemia Net (ELN) und der WHO-Klassifikation, jeweils von 2022, sind analoge Marker für eine Linienzuordnung definiert (Bene et al. 1995; Döhner et al. 2022).

8.7 Aufgabe 7

Sie komplettieren die Diagnostik und führen eine Knochenmarkaspiration durch. Bitte befunden und beurteilen Sie die Ausstrichpräparate. (Abb. 8.3**)**

Befund:

Ausstrich- und Färbequalität	Gut
Zellularität (nach CALGB)	Hyperzellulär (3 + nach CALGB)
Megakaryopoese	Hochgradig vermindert
Erythropoese	Hochgradig vermindert, qualitativ unauffällig
Granulopoese	Hochgradig vermindert, fehlende Ausreifung
Sonstiges	Infiltration des Markes durch unreife Blasten mit großen runden Kernen, schmalem dunkelblauem Zytoplasmasaum, zum Teil vakuolisiert, kaum granuliert. Deren Anteil beträgt ca. 90%.
Beurteilung	Der Befund ist vereinbar mit einer akuten Leukämie mit einer subtotalen Infiltration. Eine klare Linienzugehörigkeit kann morphologisch nicht festgestellt werden. Hier sei auf die weitere Diagnostik verwiesen.

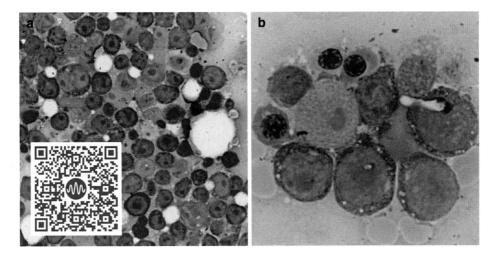

Abb. 8.3 Ausstrichpräparat Knochenmark (May-Grünwald-Färbung, a 10- und b 100-fache Vergrößerung); mit freundlicher Genehmigung des UMG-L

8.8   Aufgabe 8

Aus dem Knochenmarkaspirat lassen Sie eine genetische Untersuchung anfertigen. Welche Mutation, auf die Sie bei einer MPAL testen müssen, halten Sie für unmittelbar therapierelevant?

> **Zytogenetik:** Karyotyp: 46,XX [25]
> **Molekulargenetik:** Nachweis einer Mutation im Gen *PAX5*

Eine BCR/ABL-Translokation ließ sich nicht nachweisen. Dies wäre therapeutisch relevant und würde die Therapie mit einem TKI indizieren. Die Mutation von *PAX5* passt sehr gut zur Diagnose. Diese lässt sich in >30 % aller MPAL mit einer myeloischen/B-lineären Differenzierung nachweisen (Alexander et al. 2018).

Weiterer Verlauf: Sie leiten eine Induktionstherapie ein, die von der Patientin gut vertragen wird und mit der Sie eine komplette Remission erzielen können.

> **Keyfacts**
>
> • Eine eindeutige Linienzuordnung lässt sich morphologisch nur treffen, wenn Auerstäbchen nachweisbar sind. Diese definieren eine myeloische Leukämie.

Alle anderen morphologischen Veränderungen sind keine validen Nachweise für die Zugehörigkeit zu einer Linie (myeloisch, B-zellulär, T-zellulär).

- Die früher verwendeten Kategorien „biklonale akute Leukämie" und „biphäno-typische akute Leukämie" werden nach der aktuellen WHO-Klassifikation unter der Bezeichnung MPAL (*mixed phenotype acute leukemia*) zusammengefasst.
- Die MPAL sind nicht zu verwechseln mit der aberranten Expression nicht-linienspezifischer Marker auf Blasten, wie der Expression des T-Zellantigens CD7 auf myeloischen Blasten. Für den Nachweis einer MPAL existieren klare diagnostische Kriterien.

Literatur

Alexander TB, Gu Z, Iacobucci I, Dickerson K, Choi JK, Xu B, u. a. (Oktober 2018) The genetic basis and cell of origin of mixed phenotype acute leukaemia. Nature 562(7727):373–9.

Bene MC, Castoldi G, Knapp W, Ludwig WD, Matutes E, Orfao A, u. a. (Oktober 1995) Proposals for the immunological classification of acute leukemias. European Group for the Immunological Characterization of Leukemias (EGIL). Leukemia 9(10):1783–6.

Döhner H, Wei AH, Appelbaum FR, Craddock C, DiNardo CD, Dombret H, u. a. (22. September 2022) Diagnosis and management of AML in adults: 2022 recommendations from an international expert panel on behalf of the ELN. Blood 140(12):1345–77.

van Dongen JJM, Lhermitte L, Böttcher S, Almeida J, van der Velden VHJ, Flores-Montero J, u. a. (September 2012) EuroFlow antibody panels for standardized n-dimensional flow cytometric immunophenotyping of normal, reactive and malignant leukocytes. Leukemia 26(9):1908–75.

Khoury JD, Solary E, Abla O, Akkari Y, Alaggio R, Apperley JF, u. a. (Juli 2022) The 5th edition of the World Health Organization Classification of Haematolymphoid Tumours: Myeloid and Histiocytic/Dendritic Neoplasms. Leukemia 36(7):1703–19.

Isolierte Blutungsneigung bei einer 28-jährigen Patientin

9

Fallbeispiel

Sie sind als Arzt auf einer hämatologischen Normalstation eingesetzt. Ihnen wird durch eine niedergelassene Kollegin eine 28-jährige Patientin zugewiesen, die sich ambulant zur Abklärung einer neuen und seit wenigen Tagen bestehenden Blutungsneigung vorstellte. Im Zuge der Diagnostik konnte eine Leukozytose festgestellt werden, sodass bereits der Verdacht einer akuten Leukämie ausgesprochen wurde (siehe Tab. 9.1).

Anamnese: Seit einigen Tagen bestünde eine Blutungsneigung, die sich mit der Ausbildung von Hämatomen äußere, ohne dass ein Trauma erinnerlich sei. Die weitere Anamnese stellt sich unauffällig dar.

Klinische Untersuchung: Am Integument finden Sie großflächige Hämatome, die zum Teil älter anmuten. Der sonstige internistische Untersuchungsbefund stellt sich unauffällig dar. ◄

9.1 Aufgabe 1

Sie lassen einen peripheren Blutausstrich anfertigen. Bitte befunden und beurteilen Sie den Blutausstrich (siehe Abb. 9.1).

Befund: Neben einer mäßigen Aniso- und Poikilozytose sowie einer Thrombozytopenie zeigt sich eine Population großer Zellen mit zahlreichen Granula, einem peripher liegenden undifferenzierten Kern mit gelegentlichen Nukleoli sowie Auerstäbchen, die zum Teil in Bündeln vorliegen („Faggot-Zellen").

© Der/die Autor(en), exklusiv lizenziert an Springer-Verlag GmbH, DE, ein Teil von Springer Nature 2025
N. Brökers und J. Schanz, *Diagnostische Pfade in der Hämatologie*,
https://doi.org/10.1007/978-3-662-69473-2_9

Tab. 9.1 Externe Blutbildbestimmung (pathologische Werte sind fett markiert)

Parameter	Referenz	Einheit	Wert
Hämoglobin (Hb)	13,5–17,5	g/dl	**11,0**
Hämatokrit (Hk)	39–51	%	**30,6**
Erythrozyten	4,4–5,9	$10^6/\mu l$	**3,28**
MCV	81–95	fl	93
MCH	26,0–32,0	pg	**33,6**
MCHC	32,0–36,0	g/dl	36,0
Thrombozyten	150–350	$10^3/\mu l$	**11**
Leukozyten	4,0–11,0	$10^3/\mu l$	**58**

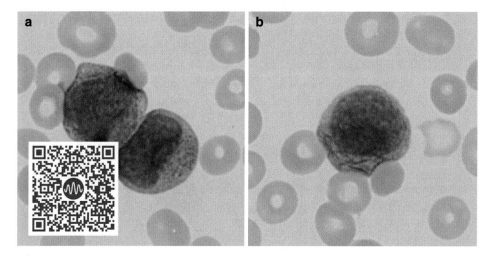

Abb. 9.1 Peripherer Blutausstrich (May-Grünwald-Färbung, a und b 100-fache Vergrößerung); mit freundlicher Genehmigung des UMG-L

Beurteilung: Es zeigt sich die charakteristische Bild einer klassischen akuten Promyelozytenleukämie (APL; hypergranulärer Typ, FAB M3).

9.2   Aufgabe 2

Neben der klassischen APL existiert die deutlich seltenere APL-Variante (mikrogranulärer Typ, FAB M3v). Beschreiben Sie die typische Morphologie.
Die mikrogranulozytäre Form macht ca. 25 % aller Fälle aus. Die Blasten präsentieren sich in der Regel bilobulär und weisen lediglich Mikrogranulationen auf. Auerstäbchen sind keine oder nur wenige vorhanden. Die Blasten wirken zum Teil monozytoid differenziert (siehe Abb. 9.2).

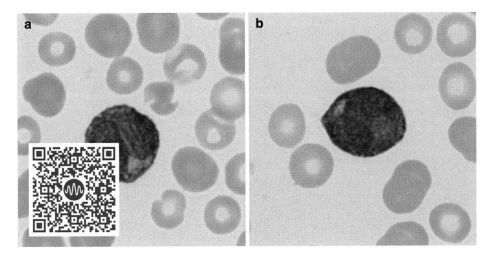

Abb. 9.2 Peripherer Blutausstrich (May-Grünwald-Färbung, a und b 100-fache Vergrößerung); mit freundlicher Genehmigung des UMG-L

9.3 Aufgabe 3

Sie lassen eine durchflusszytometrische Analyse aus peripherem Blut vornehmen. Wo vermuten Sie in dem konkreten Fall in der CD45/SSC-Analyse die Blastenpopulation? Auf welche Antigene legen Sie den Fokus? Gibt es bei der M3v ein anderes Markerprofil? Befunden und beurteilen Sie im Anschluss die Scattergramme (siehe Abb. 9.3).

Im Allgemeinen sind Blasten wenig granuliert und weisen eine geringe CD45-Expression auf (siehe AntwortAufgabe 7.2). Die Blasten der klassischen APL sind hypergranuliert und reifer, sodass sie häufig nicht im klassischen Blastengate liegen. Es kommt zu einem Verlust von CD34 und HLA-DR (CD34− und HLA-DR−). Weiterhin werden myeloische Marker (CD13, CD33, CD117, cyMPO) nachgewiesen. CD2 ist negativ. Die M3v stellt sich in der Durchflusszytometrie anders dar: CD2+, CD34+, CD117+, HLA-DR− (Schanz und Brökers 2023).

Befund: Nach CD45/SSC-Analyse ist die Granulopoese deutlich vermindert (a). Nachweis von granulierten Myeloblasten in 80 % der Zellen mit folgendem Phänotyp: CD45dim (a), CD13+(d), CD33+(c und d), CD34− (b), HLA-DR− (f), CD117+(f), cyMPO+(e), CD2− (c). Außerhalb des Untersuchungsgates finden sich außerdem Lymphozyten.

Beurteilung: Nachweis einer akuten myeloischen Leukämie im peripheren Blut mit dem Phänotyp einer akuten Promyelozytenleukämie (APL; hypergranulärer Typ, FAB M3).

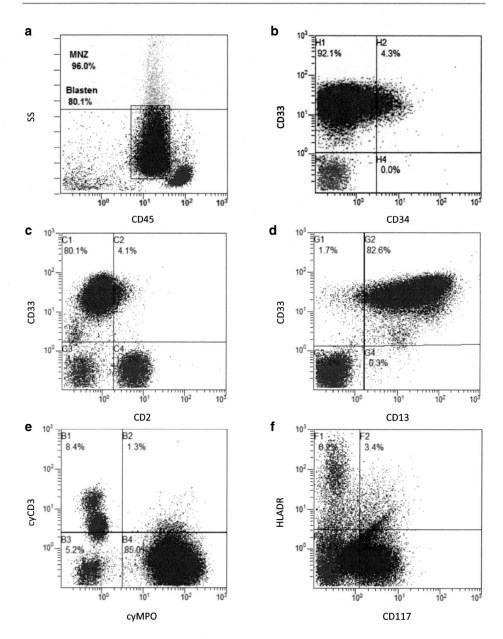

Abb. 9.3 Durchflusszytometrische Analyse von peripherem Blut; mit freundlicher Genehmigung des UMG-L

9.4 Aufgabe 4

Sowohl die Anamnese als auch der klinische Untersuchungsbefund sowie der Befund der Morphologie und der Durchflusszytometrie sind vereinbar mit der Diagnose einer APL. Welche genetische Testung veranlassen Sie umgehend, um die Diagnose zu bestätigen?

Für die Diagnose der APL ist der Nachweis der spezifischen Translokation t(15;17) (q22;q21) bzw. des dadurch entstehenden Fusionsgens PML::RARA beweisend (Ablain und De The 2011).

Kurze Zeit später erhalten Sie das positive Ergebnis der FISH-Analyse aus dem peripheren Blut. Sie leiten umgehend eine spezifische Therapie ein.

9.5 Aufgabe 5

Was ist eine FISH-Analyse und welche Vorteile bietet diese in der hier beschriebenen Situation gegenüber einer Molekulargenetik oder einer Chromosomenbänderungsanalyse? Welche Nachteile hat eine Untersuchung mittels FISH?

Die Fluoreszenz-in-situ-Hybridisierung, abgekürzt FISH, ist eine Technik, die verwendet wird, um die Anwesenheit und die Lokalisation spezifischer DNA-Sequenzen auf Chromosomen nachzuweisen. Das grundlegende Prinzip der FISH beruht auf der spezifischen Bindung von fluoreszenzmarkierten Sonden mit den komplementären Zielsequenzen auf der zu untersuchenden DNA. Hierbei müssen folgende Schritte erfolgen:

1. **Vorbereitung der Probe:** Zellen, in diesem Fall Blasten, werden auf einem Objektträger fixiert, um sie für die Hybridisierung vorzubereiten.
2. **Denaturierung:** Durch Erhitzen in einem Wärmeofen wird die DNA in der Probe denaturiert, sodass der Doppelstrang in einzelne Stränge aufgetrennt wird. Dadurch wird es den Sonden ermöglicht, an ihre komplementären Zielsequenzen zu binden.
3. **Hybridisierung:** Fluoreszenzmarkierte DNA-Sonden, in diesem Fall eine Sonde für den Nachweis der Translokation t(15;17), werden zu der Probe hinzugefügt. Diese Sonden sind kurze, einzelsträngige DNA-Sequenzen, die so konzipiert sind, dass sie genau an die Sequenzen binden, die identifiziert werden sollen. An die Sonden ist ein Fluorochrom gekoppelt, das bei Anregung ein Licht spezifischer Wellenlänge emittiert.
4. **Detektion:** Die Probe wird unter einem Fluoreszenzmikroskop untersucht. Die Fluoreszenzsignale, sichtbar als farbige Punkte, werden analysiert und gezählt.

Der Vorteil der Analyse ist ihre rasche Durchführbarkeit. So kann ein Ergebnis bereits nach Stunden zur Verfügung gestellt werden. Sowohl die molekulargenetische Analyse als auch die Chromosomenbänderungsanalyse dauern wesentlich länger. Nachteil der Methode ist ihre hohe Spezifität. So werden nur Aberrationen nachgewiesen, nach denen gezielt gesucht wird, während in einer NGS-Analyse oder einer Bänderungsanalyse viele Mutationen oder Aberrationen gleichzeitig detektiert werden können.

9.6 Aufgabe 6

Zur Komplettierung der Diagnostik führen Sie eine Knochenmarkpunktion durch. Bitte befunden und beurteilen Sie den Knochenmarkbefund (siehe Abb. 9.4).

Beurteilung:

Ausstrich- und Färbequalität	Gut
Zellularität (nach CALGB)	Hyperzellulär (4+ nach CALGB)
Megakaryopoese	Deutlich vermindert und qualitativ unauffällig
Erythropoese	Vermindert, qualitativ unauffällig
Granulopoese	Hochgradig vermindert, fehlende Ausreifung
Sonstiges	Vorherrschend ist eine promyelozytäre Zellpopulation mit dicht gelagerter großkörniger Granulation. In dieser zum Teil deutliche Auerstäbchen, teils zu Bündeln gelagert im Sinne von faggot cells. Der Anteil dieser Zellen beträgt rund >90 %.
Beurteilung	Zytomorphologisch ist der Befund vereinbar mit einer akuten Promyelozytenleukämie (APL; hypergranulärer Typ, FAB M3)

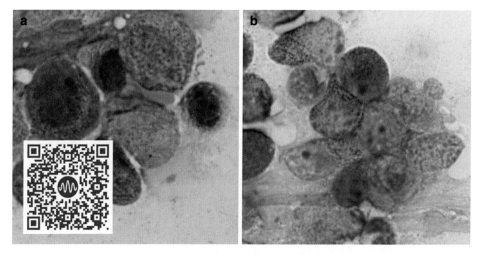

Abb. 9.4 Ausstrichpräparat Knochenmark (May-Grünwald-Färbung, a und b 100-fache Vergrößerung); mit freundlicher Genehmigung des UMG-L

Tab. 9.2 Sanz Score (Sanz et al. 2000)

	Niedrig	Intermediär	hoch
Leukozyten ($\times 10^9$/L)	≤ 10	≤ 10	> 10
Thrombozyten ($\times 10^9$/L)	> 40	≤ 40	

9.7 Aufgabe 7

Kennen Sie einen Risikoscore, der das Auftreten eines Rezidivs vorhersagt und für die Therapiestratifikation genutzt wird?
In der Therapie der APL wird der Sanz-Score zur Risikostratifikation genutzt. In diesen gehen die Leukozyten- und Thrombozytenwerte als Variablen ein (siehe Tab. 9.2).

Die Patientin lässt sich somit einem hohem Risiko für das Auftreten eines Rezidivs einordnen.

Weiterer Verlauf: Sie leiten eine Therapie ein. Ihnen ist bewusst, dass die ersten Tage der Therapie mit einer hohen Rate an zum Teil lebensbedrohlichen Komplikationen einhergehen. Erfreulicherweise zeigt die Patientin ein gutes Therapieansprechen und eine gute Therapieverträglichkeit.

Keyfacts

- Die APL ist eine seltene Form der AML, die in etwa 5 % aller Fälle auftritt.
- Charakteristisch für das morphologische Bild sind stark granulierte, promyelozytäre Blasten mit Auerstäbchen, welche teilweise in Bündeln vorliegen (Faggot-Zellen).
- Beweisend für eine APL ist der Nachweis einer Translokation t(15;17) bzw., auf molekularer Ebene, des PML::RARA-Fusionsgens.

Literatur

Ablain J, De The H (2. Juni 2011) Revisiting the differentiation paradigm in acute promyelocytic leukemia. Blood 117(22):5795–802.

Sanz MA, Lo Coco F, Martín G, Avvisati G, Rayón C, Barbui T, u. a. (15. August 2000) Definition of relapse risk and role of nonanthracycline drugs for consolidation in patients with acute promyelocytic leukemia: a joint study of the PETHEMA and GIMEMA cooperative groups. Blood 96(4):1247–53.

Schanz J, Brökers N (2023) Durchflusszytometrie in der Hämatologie: Lehrbuch für die Vorbereitung auf die Facharztprüfung. Berlin [Heidelberg]: Springer (Moremedia).

Dyspnoe und pektanginöse Beschwerden bei einem 28-jährigen Patienten

Fallbeispiel

Sie arbeiten als Arzt auf der Notaufnahme eines Krankenhauses der Regelversorgung. Über die Leitstelle wird ein 28-jähriger Patient mit pektanginösen Beschwerden angekündigt. Kurze Zeit später trifft der Rettungsdienst ein.

Anamnese: Seit zwei Wochen habe der Patient zunehmende Beschwerden im Sinne von Brustschmerz, Luftnot und allgemeiner Erschöpfung. Vorausgegangen sei ein grippaler Infekt. Am heutigen Tag habe der Patient morgens eine erhöhte Temperatur gemessen (38,5 °C). Die weitere vegetative Anamnese ist unauffällig. Keine regelmäßige Medikamenteneinnahme, keine Allergien. Mit Ausnahme einer stattgehabten Cholezystitis auf dem Boden einer Cholelithiasis finden sich keine Vorerkrankungen. Sozialanamnese: Der Patient arbeite als Tischler. Er sei verheiratet, keine leiblichen Kinder. Der Patient habe einen gesunden jüngeren Bruder.

Körperlicher Untersuchungsbefund: Patient in reduziertem Allgemeinzustand und normalem Ernährungszustand. Der internistische Untersuchungsbefund stellt sich mit Ausnahme eines Systolikums über der Aortenklappe mit Fortleitung in die Carotiden sowie eines Sklerenikterus unauffällig dar.

Apparative Diagnostik: RR 105/75 mmHg; Herzfrequenz 110/Min; Temperatur 37,2°C. EKG: Normaltyp, Sinusrhythmus, Tachykardie bis 115/Min, regelhafte Erregungsbildung und -ausbreitung, keine Erregungsrückbildungsstörungen. ◄

© Der/die Autor(en), exklusiv lizenziert an Springer-Verlag GmbH, DE, ein Teil von Springer Nature 2025
N. Brökers und J. Schanz, *Diagnostische Pfade in der Hämatologie*,
https://doi.org/10.1007/978-3-662-69473-2_10

Tab. 10.1 Ergebnisse des Aufnahmelabors (pathologische Werte sind fett markiert)

Parameter	Referenz	Einheit	Wert
Hämoglobin	13,5–17,5	g/dl	**7,0**
Hämatokrit	39–51	%	**19,3**
Erythrozyten	4,4–5,9	$10^6/\mu l$	**2,15**
MCV	81–95	fl	90
MCH	26,0–32,0	pg	**32,4**
MCHC	32,0–36,0	g/dl	**36,2**
Thrombozyten	150–350	$10^3/\mu l$	**142**
Leukozyten	4,0–11,0	$10^3/\mu l$	**3,5**
Bilirubin gesamt	0,3–1,2	mg/dl	**8,1**
AST	≤ 35	U/l	**61**
ALT	≤ 45	U/l	32
AP	40–150	U/l	54
GGT	12–64	U/l	45
Haptoglobin	0,14–2,58	g/l	**$\leq 0,04$**
Laktatdehydrogenase (LDH)	125–250	U/l	**412**

10.1   Aufgabe 1

Bitte befunden und beurteilen Sie das Aufnahmelabor (siehe Tab. 10.1). Können Sie bereits jetzt eine erste Diagnose stellen?

Befund: Es zeigt sich eine Anämie mit hyperchromen, aber normozytären Indizes. Die Thrombozyten sind leicht vermindert. Das Bilirubin und die LDH sind erhöht, das Haptoglobin ist erniedrigt.

Beurteilung: Die Konstellation passt zu einer hämolytischen Anämie. Unter Berücksichtigung der Anamnese und der laborchemischen Entzündungskonstellation ist diese möglicherweise durch den bestehenden Infekt getriggert.

10.2   Aufgabe 2

Rekapitulieren Sie mögliche Ursachen einer hämolytischen Anämie. Welche Diagnostik zur weiteren differenzialdiagnostischen Einordnung sollte sich anschließen?

Erworben

- Immun-vermittelt (Genese: z. B. idiopathisch, Maglinom-assoziiert, Medikamente, Infektionen, PNH)
- Mikroangiopathie (Genese: z. B. TTP, HUS, Vitien, Eklampsie, GvHD)
- Infektion (z. B. Malaria)

Angeboren

- Enzymopathien (Glukose-6-Phosphat-Dehydrogenase)
- Membranopathien (Hereditäre Sphärozytose)
- Hämoglobinopathien (Thalassämie, Sichelzellanämie)

Adaptiert nach Dhaliwal et al. 2004

Als nächster sinnvoller Schritt in der weitergehenden Diagnostik sollte die Erythrozytenmorphologie begutachtet sowie ein direkter Coombs-Test angefordert werden. Außerdem sollte der Ausschluss eines Vitamin-B12- und Folsäuremangels erfolgen. Der Retikulozytenproduktionsindex gibt eine Abschätzung über die regenerative Kapazität der Erythropoese und ergänzt die Diagnostik in wertvoller Weise.

Folgende Laborwerte können kurze Zeit später eingesehen werden (Tab. 10.2):

10.3   Aufgabe 3

Bitte beurteilen Sie die Erythrozytenmorphologie an folgendem Blutausstrich (Abb. 10.1).

Befund: Aniso- und mäßige Poikilozytose. Deutliche Polychromasie. Nachweis einzelner Fragmentozyten. Fehlende zentrale Aufhellung als Kriterium für zahlreiche Sphärozyten.

Beurteilung: Eine Vermehrung von Fragmentozyten lässt sich nicht identifizieren, sodass eine mikroangiopathische Genese unwahrscheinlich erscheint. Nachweis von zahlreichen Sphärozyten, die mit unterschiedlichen Differenzialdiagnosen vereinbar sind (z. B. hereditäre Sphärozytose, Autoimmunhämolytische Anämie).

Tab. 10.2 Ergänzende Laborwerte (pathologische Werte sind fett markiert)

Retikulozyten	≤ 25	‰	143
RPI	1		**2,7**
Aktives Vit. B12 (Holotranscobalamin)	≥ 50	pmol/l	161,5
Folsäure (P)	3,1–20,5	µg/l	5,3

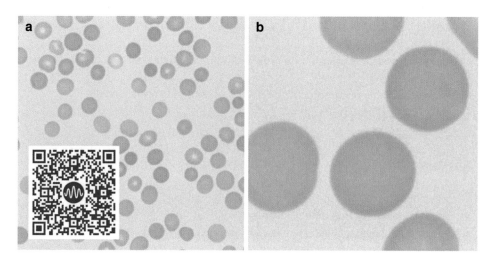

Abb. 10.1 Peripherer Blutausstrich (May-Grünwald-Färbung, a 40- und b 100-fache Vergrößerung); mit freundlicher Genehmigung des UMG-L

10.4   Aufgabe 4

Erklären Sie kurz den Hintergrund eines direkten Coombs-Tests. Worin liegt der Unterschied zum indirekten Coombs-Test? (Abb. 10.2)
Der direkte Coombs-Test (DCT) weist Antikörper nach, die an körpereigene Antigene binden (Auto-Antikörper). Diese sind bei autoimmunhämolytischen Erkrankungen ursächlich für die Erkrankung.

Sollen Antikörper nachgewiesen werden, die sich gegen körperfremde Antigene richten (Allo-Antikörper), wird der indirekte Coombs-Test verwendet. Hier werden Testerythrozyten eingesetzt, die ein breites Spektrum an Antigenen aufweisen. Die im Serum des Patienten vorhandenen Antikörper binden an diese Test-Erythrozyten und können dann, wie im direkten Coombs Test, mit einem Anti-human-IgG nachgewiesen werden, da es zur Agglutination der Erythrozyten kommt. Allo-Antikörper werden im Laufe des Lebens erworben, beispielsweise nach Transfusionen oder Schwangerschaften. Sie können keine Autoimmunhämolyse auslösen, da keine Antikörper gegen eigene, sondern nur gegen fremde Erythrozyten-Antigene bestehen. Werden allerdings Erythrozyten mit den entsprechenden Antigenen verabreicht, kann es zur Hämolyse kommen. Sie sind daher insbesondere in der Transfusionsmedizin relevant.

Im hier vorliegenden Fall sind sowohl der direkte als auch der indirekte Coombs-Test negativ, die Hämolyse ist demnach nicht Antikörper-vermittelt.

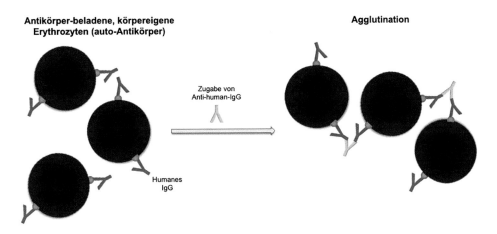

Abb. 10.2 Prinzip des direkten Coombs-Testes

10.5 Aufgabe 5

In der initialen Laboranalyse konnte ein erhöhter MCHC dokumentiert werden. Was gibt dieser Wert an und welche Bedeutung hat er in der Diagnostik der benignen Hämatologie?
MCHC steht für die mittlere korpuskuläre Hämoglobin-Konzentration und gibt die Hämoglobin-Konzentration pro 100 ml Erythrozyten an. Er wird aus dem Verhältnis Hämoglobin zu Hämatokrit berechnet. Bei Sphärozytose-Patienten liegt hier meist ein erhöhter Wert vor. Neben medizinischen (Sphärozytose, Kälteagglutinine etc.) gibt es auch labortechnische Gründe (z. B. Plasmatrübungen) für eine MCHC-Erhöhung.

10.6 Aufgabe 6

Sie vermuten eine hereditäre Sphärozytose als Grunderkrankung. Als Folge einer Infektion ist es zu einer Aggravierung des Krankheitsbilds gekommen. Wie können Sie die Verdachtsdiagnose absichern?
Aufgrund der Heterogenität der zugrunde liegenden Störung ist die Diagnostik anspruchsvoll, sodass mehrere, jedoch mindestens zwei, Untersuchungsverfahren kombiniert werden sollten (Bianchi et al. 2012). Insbesondere die Bestimmung der Hämolysezeit in einer hypotonen Lösung (*Acidified Glycerol Lysis Time;* AGLT) als auch der durchflusszytometrische Nachweis einer verminderten Bindung des Fluoreszenzfarbstoffs Eosin-5-Maleimid (EMA-Test) sind von großer Bedeutung. Aufgrund der Heterogenität möglicher Mutationen spielt die genetische Diagnostik außerhalb von Forschungs-Fragestellungen eine untergeordnete Rolle.

In dem dargestellten EMA-Test sehen Sie das positive Ergebnis des Patienten (Abb. 10.3).

Weiterer Verlauf: Sowohl klinisch als auch laborchemisch kam es zu einer deutlichen Verbesserung nach Erreichen einer Infektkontrolle. Im weiteren Verlauf erfolgte die Anbindung des Patienten an eine hämatologische Ambulanz, um die langfristige Behandlungsstrategie festzulegen. Nach einem weiteren Hämolyseschub wurde nach entsprechenden Impfungen die Splenektomie durchgeführt, wenig später aufgrund einer symptomatischen Cholelithiasis die Cholezystektomie.

10.7   Aufgabe 7

Welche morphologische Auffälligkeit der Erythrozyten lässt sich bei Patienten mit funktioneller Asplenie oder nach erfolgter chirurgischer Splenektomie nachweisen?
Der Nachweis von Howell-Jolly-Körperchen (siehe Abb. 10.4) zeigt eine Asplenie an. Fehlen diese und persistiert die Hämolyse, muss nach Nebenmilzen gefahndet werden.

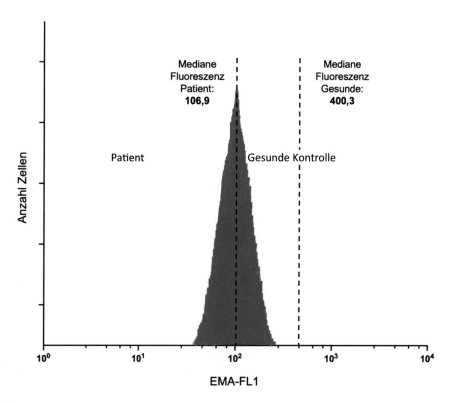

Abb. 10.3   Positives Testergebnis im EMA-Test bei einem Patienten mit hereditärer Sphärozytose

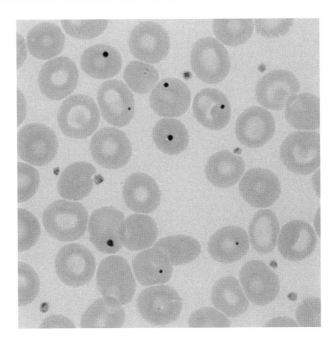

Abb. 10.4 Peripherer Blutausstrich (May-Grünwald-Färbung, 40-fache Vergrößerung); mit freundlicher Genehmigung des UMG-L

Keyfacts

- Die Sphärozytose ist eine hereditäre Erkrankung der Erythrozyten und führt zu einer extravasalen Hämolyse durch gesteigerten Abbau der Erythrozyten in der Milz.
- Typisch ist das morphologische Bild mit zahlreichen Kugelzellen.
- Diagnostisch sichernd sind der EMA-Test (Durchflusszytometrie) und die *Acidified Glycerol Lysis Time* (AGLT). Die Molekulargenetik spielt in der Routinediagnostik keine Rolle.
- Bei Verdacht auf eine immunologisch vermittelte Hämolyse ist der direkte oder indirekte Coombs-Test wegweisend.

Literatur

Dhaliwal G, Cornett PA, Tierney LM. Hemolytic anemia. Am Fam Physician. 1. Juni 2004;69(11):2599–606.
Bianchi P, Fermo E, Vercellati C, Marcello AP, Porretti L, Cortelezzi A, u. a. (1. April 2012) Diagnostic power of laboratory tests for hereditary spherocytosis: a comparison study in 150 patients grouped according to molecular and clinical characteristics. Haematologica 97(4):516–23.

Erythrodermie und Lymphadenopathie bei einem 63-jährigen Patienten

Sie arbeiten als niedergelassener Arzt in einer hämatologischen und onkologischen Gemeinschaftspraxis. In Ihrem Labor können Sie selbstständig mikroskopieren sowie durchflusszytometrische Messungen vornehmen. Es stellt sich ein 62-jähriger Patient in reduziertem Allgemeinzustand mit der langjährigen Diagnose einer Mycosis fungoides vor. Die Vorstellung wurde durch die betreuende dermatologische Kollegin zur hämatologischen Mitbeurteilung veranlasst.

Anamnese: Im Rahmen der vorbekannten Mycosis fungoides sei es initial zum Auftreten von stammbetonten, ekzemartigen Hautveränderungen gekommen, welche mit geringer Schuppung und diskretem Juckreiz einhergegangen seien. Dieser Befund sei für etwa neun Monate stabil geblieben und habe sich unter lokaler Therapie mit steroidhaltigen Externa sichtlich gebessert. Seit mehreren Wochen habe sich der Hautbefund jedoch zunehmend verschlechtert. Der Patient klagt nun über eine nahezu den ganzen Körper erfassende Rötung der Haut, welche mit einem quälenden, nicht zu stillenden Juckreiz und einem zunehmenden Schwächegefühl vergesellschaftet sei. In den letzten Tagen habe er zusätzlich eine neue Lymphknotenschwellung im Bereich beider Leisten sowie abendliche Fieberschübe festgestellt.

Körperlicher Untersuchungsbefund: Der internistische Untersuchungsbefund stellt sich, mit Ausnahme einer ubiquitären Lymphadenopathie an den der klinischen Untersuchung zugänglichen Stationen, unauffällig dar. Es zeigt sich eine Erythrodermie mit scharf begrenzten, inselförmigen Arealen gesunder Haut (Nappes claires; siehe Abb. 11.1). Des Weiteren sind sowohl palmar als auch plantar Hyperkeratosen feststellbar. Im okzipitalen Bereich ist eine Alopezie vorhanden.

N. Brökers und J. Schanz, *Diagnostische Pfade in der Hämatologie*, https://doi.org/10.1007/978-3-662-69473-2_11

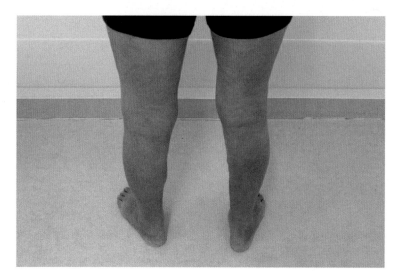

Abb. 11.1 Inspektion der Haut in der körperlichen Untersuchung; mit freundlicher Genehmigung von Prof. Dr. M. Schön und PD Dr. U. Lippert, Klinik für Dermatologie, Venerologie und Allergologie der UMG

Ultraschall: An allen zugänglichen Stationen können Sie pathologisch vergrößerte Lymphknoten darstellen. Der Maximaldurchmesser dieser Lymphome beträgt links inguinal 3,6 cm. Es fallen außerdem ein fehlendes Hiluszeichen, eine auffällig runde Konfiguration und eine fehlende Rinden-Mark-Differenzierung auf. ◄

11.1   Aufgabe 1

Die Mycosis fungoides ist ein primär kutanes T-NHL und geht klassischerweise mit der beschriebenen Klinik einher. Welche Verdachtsdiagnose äußern Sie?
Aufgrund der Lymphknotenschwellung und der berichteten Klinik (Fieber, Allgemeinzustandsreduktion) muss differenzialdiagnostisch an ein Sézary-Syndrom gedacht werden, welches über die klinische Trias Erythrodermie (> 80 % der Hautoberfläche), generalisierte Lymphadenopathie und dem Nachweis klonaler T-Zellen im peripheren Blut (Sézary-Zellen) definiert ist. Im fortgeschrittenen Stadium können auch viszerale Organe oder das ZNS betroffen sein (Haematolymphoid Tumours 2024).

Sie bestimmen das Blutbild und das Differenzialblutbild (siehe Tab. 11.1).

Tab. 11.1 Differentialblutbild (pathologische Werte sind fett markiert)

Parameter	Referenz	Einheit	Wert
Hämoglobin (Hb)	13.5–17.5	g/dl	13.9
Hämatokrit (Hk)	39–51	%	41.8
Erythrozyten	4.4–5.9	$10^6/\mu l$	**4.18***
MCV	81–95	fl	**100***
MCH	26.0–32.0	pg	**33.3***
MCHC	32.0–36.0	g/dl	33.3
Thrombozyten	150–350	$10^3/\mu l$	169
Leukozyten	4.0–11.0	$10^3/\mu l$	9.96
Lymphozyten	20–45	%	22.7
Monozyten	3–13	%	9.9
Eosinophile	<=8	%	2.3
Basophile	<=2	%	0.4
Neutrophile	40–76	%	64.6

11.2 Aufgabe 2

Beschreiben Sie die Morphologie von Sézary-Zellen. Befunden Sie anschließend das Differenzialblutbild (siehe Abb. 11.2).

Morphologisch sind Sézary-Zellen große, atypische Lymphozyten, die einen ungewöhnlich geformten, tief gerillten Kern mit Kernflechtungen (cerebriformer Kern) enthalten.

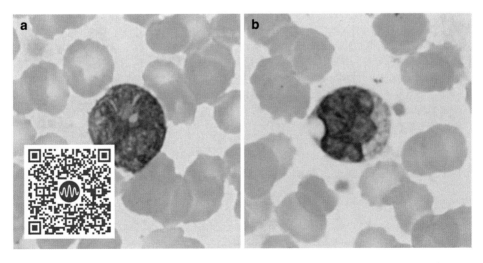

Abb. 11.2 Peripherer Blutausstrich (May-Grünwald-Färbung, a und b 100-fache Vergrößerung); mit freundlicher Genehmigung des UMG-L

11.3   Aufgabe 3

Welche Kriterien müssen erfüllt sein, um auf Basis der WHO-Klassifikation von 2022 die Diagnose stellen zu können?
Gemäß der o. g. Klassifikation müssen Sie folgende Merkmale nachweisen:

- Erythrodermie mit Ausdehnung von > 80 % der Körperoberfläche
- Monoklonale, molekulargenetisch (T-Zell-Rezeptor-Rearrangement) nachgewiesene T-Zell-Population im peripheren Blut
- Absolute Sézary-Zellzahl $\geq$ 1000/μl oder eine CD4+-T-Zell-Population mit einem CD4:CD8-Verhältnis > 10 oder eine CD4+-T-Zell-Population mit einem abnormalen Phänotyp (CD4+/CD7−-T-Zellen $\geq$ 40 % oder CD4+/CD26−-T-Zellen $\geq$ 30 %).

Adaptiert nach Haematolymphoid Tumours 2024

11.4   Aufgabe 4

Sie veranlassen die molekulargenetische (TCR-Rearrangement) und eine durch-flusszytometrische Untersuchung. Bitte befunden und beurteilen Sie die Scatter-gramme (siehe Abb. 11.3).

Befund: Im Lymphozytengate liegen 11 % der Zellen (a). Diese sind zu 80 % T-Zellen (b). Die T-Zellen zeigen eine erhöhte CD4/CD8-Ratio von 14,7 (c). Es zeigt sich eine verdächtige T-Zell-Population mit folgendem Phänotyp: CD3+, CD7 − (d). Diese umfasst 55 % aller Lymphozyten.

Beurteilung: Nachweis einer verdächtigen T-Zell-Population. Der Phänotyp ist vereinbar mit Sézary-Zellen (CD4+, CD7 −; CD4/CD8-Ratio 14,7).
Sie erhalten den molekulargenetischen Befund:
   In der Analyse des T-Zellrezeptor Rearrangements zeigt sich eine klonale T-Zell-population.

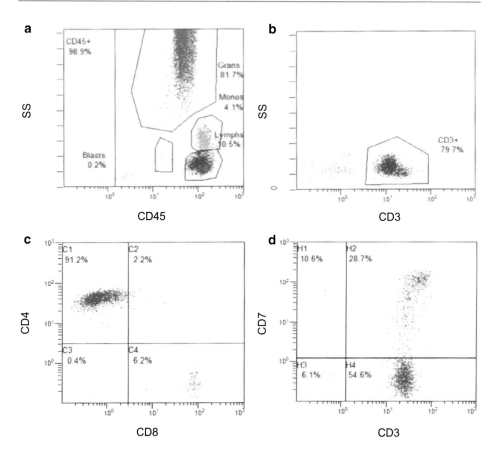

Abb. 11.3 Durchflusszytometrische Analyse von peripherem Blut; mit freundlicher Genehmigung des UMG-L

11.5   Aufgabe 5

Ist dieser Befund allein beweisend für eine maligne T-Zellerkrankung?
Nein, auch bei Immunreaktionen wie Infektionen können vorübergehend klonale T-Zellpopulationen auftreten. Die Analyse ist daher nicht beweisend für eine maligne Population und muss immer in der Zusammenschau mit den klinischen und durchflusszytometrischen Befunden interpretiert werden.

Weiterer Verlauf: Die Kriterien zur Diagnosestellung eines Sézary-Syndroms sind gestellt. Im kollegialen Austausch besprechen Sie mit der Dermatologin die weiteren therapeutischen Schritte.

Keyfacts

- Ein Sézary-Syndrom ist durch die klinische Trias Erythrodermie, Lymphadenopathie und Nachweis von Sézary-Zellen im Blut charakterisiert.
- Ein typischer Befund an der Haut sind die sogenannten „Nappes claires": scharf begrenzte, inselförmigen Areale gesunder Haut innerhalb einer Erythrodermie.
- Die Diagnosestellung erfolgt gemäß der WHO-Kriterien mittels Klinik, Durchflusszytometrie und Molekulargenetik.
- Der molekulargenetische Nachweis einer klonalen T-Zellpopulation allein ist nicht beweisend für eine maligne T-Zellpopulation.

Literatur

Haematolymphoid Tumours (5th ed.) //Chapter 5: T-cell and NK-cell lymphoid proliferations and lymphomas//Mature T-cell and NK-cell neoplasms//Mature T-cell and NK-cell leukaemias//Sezary syndrome [Internet] (2024) https://tumourclassification.iarc.who.int/chaptercontent/63/212

Beidseitige thorakale Schmerzen und pulmonale Infiltrationen

Fallbeispiel

Sie arbeiten in der zentralen Notaufnahme eines Krankenhauses der Regelversorgung. Es stellt sich eine 34-jährige Frau mit stärksten thorakalen Schmerzen vor.

Anamnese: Vor zwei Tagen habe aus der Ruhe heraus ein stärkster und beidseitiger thorakaler Schmerz eingesetzt. Dieser sei begleitet worden von Fieber, Husten und Luftnot. Seit mehreren Jahren habe die Patientin immer wieder starke Schmerzen, insbesondere der Extremitäten. Die sonstige vegetative Anamnese ist ohne Auffälligkeiten. Vorerkrankungen seien nicht bekannt.

Körperliche Untersuchung: Temperatur 38,4 °C, RR 100/70 mmHg, Herzfrequenz 110/Min., periphere Sauerstoffsättigung 88% unter Raumluft. In der pulmonalen Auskultation präsentieren sich beidseits, insbesondere rechts basal, feine Rasselgeräusche. Keine Zeichen einer pulmonalen Obstruktion. Der sonstige Untersuchungsbefund stellt sich unauffällig dar.

EKG: Sinusrhythmus, Herzfrequenz 108/Min., Steiltyp, keine Erregungsbildungs-, Ausbreitungs- oder Rückbildungsstörungen. ◄

Sie leiten umgehend die Grundversorgung einschließlich einer analgetischen Therapie ein. Klinisch vermuten Sie eine Lungenarterienembolie und veranlassen eine thorakale CT-Angiografie, in der sie diese ausschließen können. Es finden sich jedoch beidseitige Pleuraergüsse und basale Infiltrationen.

Mittlerweile können Sie das kleine Blutbild einsehen (siehe Tab. 12.1).

© Der/die Autor(en), exklusiv lizenziert an Springer-Verlag GmbH, DE, ein Teil von Springer Nature 2025
N. Brökers und J. Schanz, *Diagnostische Pfade in der Hämatologie*,
https://doi.org/10.1007/978-3-662-69473-2_12

Tab. 12.1 Ergebnisse des Aufnahmelabors (pathologische Werte sind fett markiert)

Parameter	Referenz	Einheit	Wert
Hämoglobin	11,5–15,0	g/dl	**6,1**
Hämatokrit	35–46	%	**18,8**
Erythrozyten	3,9–5,1	$10^6/\mu l$	**1,99**
MCV	81–95	fl	95
MCH	26,0–32,0	pg	30,4
MCHC	32,0–36,0	g/dl	32,1
Thrombozyten	150–350	$10^3/\mu l$	152
Leukozyten	4,0–11,0	$10^3/\mu l$	**12,9**

12.1   Aufgabe 1

Es zeigt sich eine normochrome, normozytäre Anämie. Sowohl die Thrombozyten als auch die Leukozyten sind quantitativ nicht relevant verändert. Beantworten Sie die folgende Frage: Welche drei Ursachen für eine Anämie sind weltweit am häufigsten?.
Folgende Ursachen sind weltweit am häufigsten (Kassebaum 2016)

1. Eisenmangelanämie
2. Thalassämie
3. Malaria

12.2   Aufgabe 2

Die Anämie stellt sich normozytär dar. Welche Ursachen sind mit dieser Konstellation vereinbar?
Eine Einteilung der unterschiedlichen Anämieformen – normozytär, mikrozytär und makrozytär – kann anhand des mittleren korpuskulären Volumens (MCV) vorgenommen werden, auch wenn sich allein anhand des Wertes keine Diagnose ableiten lässt (Schop et al. 2021). Die weitergehende Diagnostik einer normochromen und normozytären Anämie ist im Vergleich zu den anderen Formen weit schwieriger, da häufig kombinierte Störungen vorliegen. Folgende Ursachen können einer solchen Form der Anämie unter anderem zugrunde liegen:

- Anämie der chronischen Erkrankung
- Renale Anämie
- Blutungsanämie
- Sichelzellanämie
- Medikamentennebenwirkung
- Hämolytische Anämie

12.3   Aufgabe 3

Wie würden Sie eine Anämie der chronischen Erkrankung diagnostizieren?
Die Anämie der chronischen Erkrankung ist durch eine Verwertungsstörung von Eisen charakterisiert (Ganz und Nemeth 2015). Die Anämie ist hier typischerweise normozytär und normo- oder hypochrom, verhältnismäßig mild und morphologisch unauffällig. Die Thrombo- und Leukozyten sind in der Regel normwertig (Weiss et al. 2019). Die Eisenspeicher sind gefüllt (Ferritin normal oder erhöht), wenngleich die Bereitstellung (Transferrin reduziert; Transferrinsättigung vermindert) von Eisen reduziert ist. In unklaren Fällen kann die Bestimmung des löslichen Transferrinrezeptors hilfreich sein (Eisenmangelanämie erhöht; Anämie der chronischen Erkrankung normal oder erniedrigt) (Koulaouzidis et al. 2009).

12.4   Aufgabe 4

Sie lassen einen Blutausstrich anfertigen. Bitte befunden und beurteilen Sie das Präparat (siehe Abb. 12.1).

Befund: Die Erythrozytenmorphologie weist eine ausgeprägte Aniso- und Poikilozytose auf. Es finden sich zusätzlich eine Polychromasie sowie eine basophile Tüpfelung. Es zeigen sich einzelne Fragmentozyten sowie zahlreiche Sichelzellen und Echinozyten. Das Bild wird zusätzlich von Normoblasten dominiert, die zum Teil dysmorph sind. Es besteht eine Linksverschiebung der granulozytären Reihe.

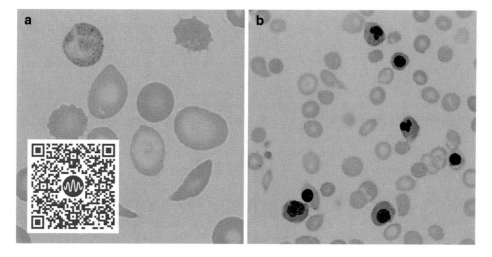

Abb. 12.1 Peripherer Blutausstrich (May-Grünwald-Färbung, a 100- und b 40-fache Vergrößerung); mit freundlicher Genehmigung des UMG-L

Tab. 12.2 Zusätzliche Parameter (pathologische Werte sind fett markiert)

Parameter	Referenz	Einheit	Wert
Bilirubin, gesamt	$\leq 1,2$	mg/dl	**1,8**
Bilirubin, konj.	$\leq 0,2$	mg/dl	**0,3**
Laktatdehydrogenase (LDH)	≤ 232	U/l	**1672**
Retikulozyten	0,5–1,5	%	**18**

Beurteilung: Das Blut zeigt deutliche Auffälligkeiten der Erythrozytenmorphologie. Hier sind insbesondere das Vorhandensein von Sichelzellen sowie die hohe Anzahl an (z. T. morphologisch auffälligen) Normoblasten zu nennen.
Mittlerweile können Sie weitere Laborparameter einsehen (siehe Tab. 12.2).

12.5   Aufgabe 5

Sie rekapitulieren die Anamnese der Patientin sowie die erhobenen Befunde. Die Patientin hat eine normochrome, normozytäre Anämie mit Zeichen der Hämolyse sowie zahlreiche Sichelzellen im Blutausstrich. In der Zusammenschau ist die Diagnose einer Sichelzellkrankheit wahrscheinlich. Klinisch präsentiert sich die Patientin mit dem typischen Bild eines akuten thorakalen Syndroms (Kavanagh et al. 2022). **Der Befund der CT-Darstellung ist hierzu konklusiv. Wie können Sie die Diagnose der Sichelzellkrankheit sichern?**
Die typische Klinik sowie die im Blut nachweisbaren Sichelzellen (Drepanozyten) begründen den Verdacht auf eine Sichelzellkrankheit. Um die Diagnose zu sichern, muss eine Hämoglobin-Elektrophorese durchgeführt werden, um das für die Erkrankung pathognomische HbS nachzuweisen. Weiterhin sollte gemäß Leitlinien ein Hb-Löslichkeitstest durchgeführt werden. Auch eine Molekulargenetik ist unter bestimmten Bedingungen indiziert (Onkopedia Leitlinie Sichelzellkrankheiten [Internet] 2021).

12.6   Aufgabe 6

Nennen Sie Differenzialdiagnosen, die mit einem leukerythroblastischen Blutbild einhergehen können.
Einem leukerythroblastischen Blutbild liegt eine extramedulläre Blutbildung und/ oder eine Knochenmarkerkrankung zugrunde, die zur Störung der Blut-Knochenmark-schranke führt. Es können folgende Erkrankungen zugrunde liegen: Knochenmark-karzinose, hämatologische Neoplasie (z. B. primäre Osteomyelofibrose), aber auch schwere Infektion, Hämolyse oder Blutung (Tabares et al. 2020).

Das leukerythroblastische Blutbild passt zunächst nicht zur Diagnose einer Sichelzellkrankheit.

Um das Zusammentreffen einer Sichelzellkrankheit mit einem leukerythroblastischen Blutbild zu erklären, führen Sie eine Literaturrecherche durch. Tatsächlich kann es bei Voranschreiten der Erkrankung unter repetitiven vasookklusiven Episoden zur Ausbildung von Knochenmarkinfarkten und -nekrosen kommen, die über die Störung der Blut-Knochenmarkinfarkte zur Ausbildung eines leukerythroblastischen Blutbilds führen (Ataga und Orringer 2000). Sie erinnern sich: Die Patientin gab im Aufnahmegespräch rezidivierende Schmerzen der Extremitäten an, die mit hoher Wahrscheinlichkeit vasookklusiven Episoden entsprachen.

Weiterer Verlauf: Sie leiten eine supportive Therapie ein und beginnen eine Medikation mit Hydroxycarbamid. Nach Stabilisierung organisieren Sie die weitere, regelmäßige hämatologische Betreuung.

Keyfacts

- Die Sichelzellkrankheit ist eine hereditäre, hämolytische Anämie. Ursächlich ist eine Hämoglobinopathie.
- Typisch sind ist eine normochrome, normozytäre Anämie mit erhöhten Retikulozyten sowie der Nachweis von Sichelzellen im Blutausstrich.
- Die Diagnose wird mittels Klinik, Blutausstrich, Hb-Elektrophorese und Hb-Löslichkeitstest gestellt.
- Der Begriff Sichelzellanämie ist nicht mehr gebräuchlich und wurde durch die korrektere Bezeichnung Sichelzellkrankheit ersetzt.

Literatur

Ataga KI, Orringer EP (November 2000) Bone marrow necrosis in sickle cell disease: a description of three cases and a review of the literature. Am J Med Sci 320(5):342–347

Ganz T, Nemeth E (August 2015) Iron homeostasis in host defence and inflammation. Nat Rev Immunol 15(8):500–510

Kassebaum NJ, GBD 2013 Anemia Collaborators. The Global Burden of Anemia. Hematol Oncol Clin North Am. April 2016;30(2):247–308

Kavanagh PL, Fasipe TA, Wun T. Sickle Cell Disease: A Review. JAMA. 5. Juli 2022;328(1):57–68

Koulaouzidis A, Said E, Cottier R, Saeed AA. Soluble transferrin receptors and iron deficiency, a step beyond ferritin. A systematic review. J Gastrointestin Liver Dis. September 2009;18(3):345–52

Onkopedia Leitlinie Sichelzellkrankheiten [Internet]. 2021. Verfügbar unter: https://www.onkopedia.com/de/onkopedia/guidelines/sichelzellkrankheiten/@@guideline/html/index.html

Schop A, Stouten K, Riedl JA, van Houten RJ, Leening MJG, Bindels PJE, u. a. The accuracy of mean corpuscular volume guided anaemia classification in primary care. Fam Pract. 24. November 2021;38(6):735–9

Tabares E, Tabares AD, Faulhaber GAM (2020) Systematic review about etiologic association to the leukoerythroblastic reaction. Int J Lab Hematol. Oktober 42(5):495–500

Weiss G, Ganz T, Goodnough LT. Anemia of inflammation. Blood. 3. Januar 2019;133(1):40–50

Antriebsarmut bei einer 42-jährigen Patientin

Fallbeispiel

Sie sind in einer onkologischen Praxis tätig. Durch einen Hausarzt wird Ihnen eine 42-jährige Patientin zur Abklärung einer Anämie vorgestellt.

Anamnese: Die Patientin stammt aus Syrien und ist vor zwei Jahren nach Deutschland gekommen. Bis vor Kurzem habe sich die Patientin körperlich wohl gefühlt; Vorerkrankungen und regelmäßige Medikamenteneinnahmen lägen nicht vor. Seit einigen Wochen habe sich eine milde Antriebsarmut eingestellt.

Körperliche Untersuchung: Der körperliche Untersuchungsbefund stellt sich insgesamt unauffällig dar. ◄

Sie bestimmen das Blutbild und schauen sich die Ergebnisse an (siehe Tab. 13.1).

13.1 Aufgabe 1

Es liegt eine hypochrome und mikrozytäre Anämie vor. Welche Ursachen kennen Sie?

Grundsätzlich muss zwischen einer angeborenen und erworbenen Genese unterschieden werden. Zu den angeborenen zählt die Thalassämie und zu den erworbenen Ursachen die Eisenmangelanämie und die Anämie der chronischen Erkrankung, aber auch der Zink- oder Kupfermangel (de Montalembert et al. 2012).

© Der/die Autor(en), exklusiv lizenziert an Springer-Verlag GmbH, DE, ein Teil von Springer Nature 2025
N. Brökers und J. Schanz, *Diagnostische Pfade in der Hämatologie,*
https://doi.org/10.1007/978-3-662-69473-2_13

Tab. 13.1 Ergebnisse des Blutbilds (pathologische Werte sind fett markiert)

Parameter	Referenz	Einheit	Wert
Hämoglobin	11,5–15,0	g/dl	**11,3**
Hämatokrit	35–46	%	**34,5**
Erythrozyten	3,9–5,1	$10^6/\mu l$	6,23
MCV	81–95	fl	**55,4**
MCH	26,0–32,0	pg	**18,2**
Thrombozyten	150–350	$10^3/\mu l$	270
Leukozyten	4,0–11,0	$10^3/\mu l$	6,31

13.2   Aufgabe 2

Kennen Sie den Mentzer-Index?
Bei einem sehr niedrigen MCV-Wert liegt der Anämie meist ein Eisenmangel oder eine Thalassämie zugrunde. Der Mentzer-Index kann bei der Unterscheidung helfen. Er beschreibt die Ratio zwischen dem MCV und der Erythrozytenzahl (RBC). Ein Index > 13 spricht für eine Eisenmangelanämie (Mentzer 1973). Der hier berechnete Index beträgt 8,9 (MCV:RBC=Metzner Index; 55,4:6,23 = 8,9). Dies spricht eher gegen einen Eisenmangel.

13.3   Aufgabe 3

Befunden Sie bitte den Blutausstrich (siehe Abb. 13.1). Passt dieser zur Verdachtsdiagnose der Thalassämie?

Befund: Es liegt ein Ausstrichpräparat des peripheren Blutes vor. Die Erythrozyten sind hypochrom und mikrozytär und weisen eine Polychromasie auf. Weiterhin zeigen sich Targetzellen, Stomatozyten und Fragmentozyten.

Beurteilung: Der periphere Blutausstrich ist vereinbar mit der Verdachtsdiagnose einer Thalassämie. Aufgrund der Anamnese, der Herkunft und epidemiologischer Überlegungen erscheint eine β-Thalassämie wahrscheinlich.

13.4   Aufgabe 4

Unabhängig von dem hier dargestellten Fall: Welche weiteren morphologischen Auffälligkeiten können Sie generell bei der qualitativen Diagnostik der Erythrozyten erheben?
Die Morphologie der Erythrozyten sollte nach folgenden Kriterien beurteilt werden:

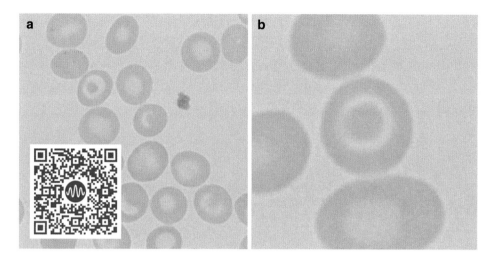

Abb. 13.1 Peripherer Blutausstrich (May-Grünwald-Färbung, a 40- und b 100-fache Vergrößerung); mit freundlicher Genehmigung des UMG-L

1.) Form (z. B. Akanthozyten, Echinozyten, Elliptozyten, Schistozyten/Fragmentozyten, Sichelzellen, Sphärozyten, Stomatozyten, Targetzellen, Dakrozyten)
2) Größe (z. B. Anisozytose, Mikro- oder Makrozytose)
3) Farbe (z. B. Anisochromasie, basophile Tüpfelung, Hypochromasie, Polychromasie)
4) Einschlüsse (z. B. Heinz-Körper, Howell-Jolly-Körperchen, Pappenheimer-Körper)
5) Agglutinationen der Erythrozyten

Adaptiert nach Ford 2013.

13.5 Aufgabe 5

Beschreiben Sie die Grundzüge der Diagnosesicherung einer β-Thalassämie.
   Bei der β-Thalassämien handelt es sich um eine quantitative Störung des Hämoglobins, bei der durch eine fehlende oder reduzierte β-Globinkettensynthese die physiologische Bildung des Hämoglobins gestört ist. Neben der typischen Morphologie der Erythrozyten ist die Hämoglobinelektrophorese mit Nachweis eines erhöhten Anteils fetalen Hämoglobins (HbF) auffällig. In vielen Fällen wird die Diagnostik um molekulargenetische Untersuchungen ergänzt.

Weiterer Verlauf: In Zusammenschau aller Befunde und insbesondere des klinischen Verlaufs (die Erstdiagnose erfolgt erst im mittleren Alter und es bestand nie eine schwere oder sogar transfusionspflichtige Anämie) stellen die Diagnose einer β-Thalassaemia minor. Spezifische Maßnahmen ergeben sich nicht.

Keyfacts

- Die Thalassämie ist eine hereditäre Hämoglobinopathie, die in bestimmten Regionen der Welt (Nordafrika, Asien, naher und mittlerer Osten, Südeuropa) häufig ist.
- Typisch für die Thalassämie ist eine hypochrome, mikrozytäre Anämie sowie der Nachweis von Targetzellen im Blutausstrich.
- Die Major-Form (homozygot) ist mit einem schweren Verlauf und einer ausgeprägten Anämie bereits in der frühen Kindheit assoziiert. Die Minor-Form (heterozygot) ist in aller Regel klinisch inapparent und nicht therapiebedürftig.

Literatur

de Montalembert M, Bresson JL, Brouzes C, Ruemmele FM, Puy H, Beaumont C (2012) Diagnosis of hypochromic microcytic anemia in children. Arch Pediatr. März 19(3):295–304
Ford J (2013) Red blood cell morphology. Int J Lab Hematol. Juni 35(3):351–357
Mentzer WC (21. April 1973) Differentiation of iron deficiency from thalassaemia trait. Lancet 1(7808):882

Oberbauchbeschwerden und Gewichtsverlust bei einer 74-jährigen Patientin

---

Fallbeispiel

Sie sind als Konsiliarius für ein Krankenhaus der Regelversorgung für hämatologische Fragestellungen zuständig. Sie erhalten einen Anruf von einem chirurgischen Kollegen, der einen Patientenfall mit Ihnen besprechen möchte: Auf der chirurgischen Station wird eine 74-jährige Patientin mit unspezifischen Oberbauchbeschwerden sowie Gewichtsverlust (sechs Kilogramm in zwei Monaten) betreut. Initial wurde die Patientin durch den behandelnden Hausarzt mit der Verdachtsdiagnose einer akuten Cholezystitis eingewiesen. Dies konnte aber im Verlauf ausgeschlossen werden. Der chirurgische Kollege bittet um konsiliarische Mitbeurteilung.

Außer einem arteriellen Hypertonus lägen keine Vorerkrankungen vor. Der Allgemeinzustand sei altersentsprechend nur leicht reduziert, der Ernährungszustand gut. ◄

Das Aufnahmelabor (Tab. 14.1) zeigt folgende Werte.

14.1 Aufgabe 1

Bitte befunden Sie das Aufnahmelabor (siehe Tab. 14.1). Überlegen Sie sich mögliche Differenzialdiagnosen. Welche zusätzlichen Untersuchungen halten Sie für erforderlich, um die Diagnose weiter abzuklären?

Befund: Nachweis einer hyperchromen, makrozytären Anämie sowie einer milden Thrombozytopenie. Die Leukozyten sind normwertig.

Die zugrundeliegenden Ursachen einer Makrozytose sind heterogen. Neben physiologischen Bedingungen (Retikulozytose) können Mangelzustände (Vitamin B12, Fol-

N. Brökers und J. Schanz, *Diagnostische Pfade in der Hämatologie*,
https://doi.org/10.1007/978-3-662-69473-2_14

Tab. 14.1 Ergebnisse des Aufnahmelabors (pathologische Werte sind fett markiert)

Parameter	Referenz	Einheit	Wert
Hämoglobin (Hb)	13,5–17,5	g/dl	**9,8**
Hämatokrit (Hk)	39–51	%	**27,8**
Erythrozyten	4,4–5,9	$10^6/\mu l$	**2,10**
MCV	81–95	fl	**132**
MCH	26,0–32,0	pg	**46,7**
MCHC	32,0–36,0	g/dl	35,3
Thrombozyten	150–350	$10^3/\mu l$	**112**
Leukozyten	4,0–11,0	$10^3/\mu l$	5,92

säure) oder andere Ursachen (u. a. Alkoholerkrankung, Hepatopathie, Hypothyreose, Viruserkrankung, Medikamente, myelodysplastische Neoplasie, akute Leukämie) verantwortlich sein (Green und Miller 2022).

Bei einer Retikulozytose kommt es zu einer Pseudo-Makrozytose: Die Retikulozyten sind größer als die Erythrozyten, haben also ein höheres MCV. Da das MCV nach der Formel Hämatokrit/Erythrozytenzahl berechnet wird, gibt es die mittlere Größe aller Erythrozyten und Retikulozyten an. Daher kommt es zu einem erhöhten MCV, obwohl die eigentlichen Erythrozyten ein normales Volumen aufweisen.

Folgende Laborparameter fordern Sie in diesem konkreten Fall zusätzlich an: Retikulozytenzahl, Holotranscobolamin (oder Vitamin B12, s. u.) und Folsäure, TSH, Leberparameter, Laktatdehydrogenase, Haptoglobin, Differenzialblutbild und Erythrozytenmorphologie.

Exkurs: Holotranscobalamin und Vitamin B12

Das im Körper vorhandene Vitamin B12 kann in eine biologisch aktive Form (Holotranscobalamin) und eine biologisch inaktive (an das Speicherprotein Haptocorrin gebundene) Form unterschieden werden. Hierbei liegen ca. 70–90 % in der gebundenen und nur ca. 10–30 % in der biologisch aktiven Form vor. Wird „Vitamin B12" als Analyse angefordert, ist hiermit das gesamt-Vitamin B12 gemeint. Dies gibt aber keine Auskunft darüber, ob bereits ein Mangel an aktivem Vitamin B12 vorliegt. So kann auch bei noch normalen Vitamin-B12-Werten bereits ein symptomatischer Mangel vorliegen, insbesondere bei frühen Formen des Vitamin-B12-Mangels. Die Bestimmung des Holotranscobalamins ist daher zum Nachweis eines frühen Vitamin-B12-Mangels sinnvoller. Im fortgeschrittenen Mangel ist dann auch das gesamte Vitamin B12 erniedrigt.

14.2   Aufgabe 2

Bitte befunden und beurteilen Sie die ergänzende Laboranalyse (Tab. 14.2).

Befund: Nachweis einer hyperchromen, makrozytären Anämie sowie einer milden Thrombozytopenie. Die Leukozyten sind normwertig.

Tab. 14.2 Ergänzende Laboranalyse (pathologische Werte sind fett markiert)

Parameter	Referenz	Einheit	Wert
Retikulozyten	<=25	o/oo	14
Retikulozyten-Produktionsindex (RPI)			**0.5**
B-Anisozytose			++
B-Poikilozytose			+
B-Makrozytose			+++
B-Ovalozyten			+
Bilirubin, gesamt	0.3–1.2	mg/dl	**1.8**
AST	<=35	U/l	32
ALT	<=45	U/l	43
Haptoglobin (P)	0.14–2.58	g/l	**<0.04**
Aktives Vit. B12 (Holotranscobalamin)	>=50	pmol/l	**28.7**
Folsäure (P)	3.1–20.5	µg/l	**<1.6**
Lactat-Dehydrogenase (LDH)	125–250	U/l	**1374**
TSH	0.35–4.94	mIU/l	1.36

Die Erythrozyten sind morphologisch auffällig (Aniso-, Poikilo- und Makrozytose, Ovalozyten) und die Eythropoese hyporegenerativ. Es zeigt sich sowohl ein Holotranscobalamin- als auch ein Folsäuremangel. Das Bilirubin ist erhöht und das Haptoglobin niedrig. Die LDH ist deutlich gesteigert.

Beurteilung: Der Bizytopenie liegt ein kombinierter Vitamin-B12- und Folsäure-Mangel zugrunde. Infolge der ineffizienten Erythropoese kommt es intramedullär zur Hämolyse und passend dazu zum Anstieg der Laktatdehydrogenase, zur Hyperbilirubinämie sowie zu einer Erniedrigung von Haptoglobin.

14.3   Aufgabe 3

Beschreiben Sie mögliche Ursachen, die einen Vitamin-B12- und Folsäure-Mangel auslösen können.

Ursache für einen Vitamin-B12-Mangel:
- Malabsorption
  - Gastrale Ursache: perniziöse Anämie, Gastrektomie, Zollinger-Ellison-Syndrome
  - Intestinale Ursache: Z. n. Resektion, Sprue, *Blind-loop-Syndrome*, Fischbandwurm, CED
  - Pankreasinsuffizienz

- Mangelernährung
  - Vegane/vegetarische Ernährung
- Medikamentös-toxische Ursache
  - z. B. PPI, Metformin
- Gesteigerter Bedarf (relativer Mangel)
- Selten: genetische Ursachen

Adaptiert nach Green und Miller 2022

Mögliche Ursachen für einen Folsäure-Mangel:

- Malabsorption
  - Bariatrische Operation
  - Intestinale Inflammation (u. a. Sprue, CED)
- Mangelernährung
  - Exzessiver Alkoholkonsum
  - Mangel an grünem Blattgemüse
  - Verzehr von zerkochten Lebensmitteln
  - Restriktive Diät
- Medikamente
  - U. a. Methotrexat, Trimethoprim
- Gesteigerter Bedarf (relativer Mangel)
  - U. a. Schwangerschaft, Hämolyse

Adaptiert nach Devalia et al. 2014

14.4   Aufgabe 4

Sie bereiten sich auf die Visite der Patientin vor. Welche Symptome und klinischen Untersuchungsbefunde können im Rahmen eines Folsäure- und Vitamin-B12-Mangels auftreten?
Neben den hier dargestellten laborchemischen Veränderungen können weitere Symptome, sowohl bei einem Folsäure- als auch bei einem Vitamin-B12-Mangel, auftreten. Diese umfassen Symptome des Gastrointestinaltrakts (Vitamin-B12-Mangel: Hunter-Glossitis; Folsäuremangel: orale Ulzerationen) sowie neuropsychiatrische Beschwerden (insbesondere bei Vitamin-B12-Mangel: funikuläre Myelose), aber auch unspezifische Symptome).

Weiterer Verlauf: Der Untersuchungsbefund ist mit Ausnahme einer Hunter-Glossitis unauffällig. Die vegetative Anamnese ist bezogen auf eine Mangelernährung unauffällig. Eine Substitution von Folsäure, Vitamin B12 und Eisen wird eingeleitet. Die Gabe von

Eisen erfolgt hier unter der Rationale, dass für die nach Ausgleich des Mangels stark proliferierende Erythropoese ausreichend Eisen zur Verfügung steht. Wird dies unterlassen, kann es durch einen sich im Verlauf entwickelnden Eisenmangel zu einem Stillstand der Regeneration kommen.

Zwei Wochen später können ein Anstieg der Retikulozyten und eine Regeneration des Blutbilds dokumentiert werden; die initialen Beschwerden der Patienten sind rückläufig. Im Zuge der von Ihnen empfohlenen gastroenterologischen Abklärung kann immunologisch (Antikörper gegen den Intrinsic Factor) und histopathologisch (Stufenbiopsie; im Rahmen einer Gastroskopie gewonnen) die Diagnose einer perniziösen Anämie gestellt werden. Die lebenslange Supplementierung ist angeraten.

14.5 Aufgabe 5

Ist klinisch sowie laborchemisch die Diagnose eines Folsäure- und/oder Vitamin-B12-Mangels gestellt und kommt es nach Ausgleich der Mangelsituation zu einer Regeneration, ist eine Knochenmarkdiagnostik obsolet. Abb. 14.1 zeigt ein Beispiel eines Knochenmarkausstrichpräparats. Welche morphologischen Auffälligkeiten erwarten Sie?

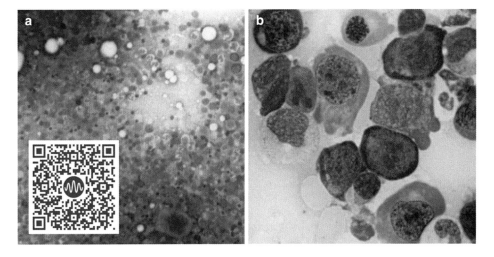

Abb. 14.1 Ausstrichpräparat Knochenmark (May-Grünwald-Färbung, a 10- und b 100-fache Vergrößerung); mit freundlicher Genehmigung des UMG-L

Befund:

Ausstrich- und Färbequalität	Gut
Zellularität (nach CALGB)	Hyperzellulär (3 + nach CALGB)
Megakaryopoese	Quantitativ und qualitativ unauffällig
Erythropoese	Deutlich vermehrt und linksverschoben mit vielen unreifen Formen (u. a. Megaloblasten) sowie deutlichen Dysplasiezeichen in Form von Kernentrundungen und Kernatypien
Granulopoese	Quantitativ unauffällig, jedoch finden sich zahlreiche Riesenstabkernige.
Sonstiges	„Blaues Mark" durch zahlreiche unreife Zellen der Erythropoese
Beurteilung	Befund passend zu der Verdachtsdiagnose eines Vitamin- B12-Mangels

Keyfacts

- Vitamin B12 und Folsäure sind für die Hämatopoese essenziell und führen bei einem Mangel zu einer hyperchromen, makrozytären Anämie.
- Die Bestimmung des gesamten Vitamin B12 kann, insbesondere bei einem frühen Mangel, irreführend sein. Daher sollte besser das biologisch aktive Vitamin B12 (Holotranscobalamin) bestimmt werden.
- Bei der Substitution eines Mangels sollte auch Eisen gegeben werden, um einem Mangel bei hohem Verbrauch durch die regenerierende Erythropoese entgegenzuwirken.

Literatur

Devalia V, Hamilton MS, Molloy AM, (August 2014) The British Committee for Standards in Haematology. Guidelines for the diagnosis and treatment of cobalamin and folate disorders. Br J Haematol 166(4):496–513
Green R, Miller JW (2022) Vitamin B12 deficiency. In: Vitamins and hormones [Internet]. Elsevier. [zitiert 4. Januar 2024]. S 405–39. Verfügbar unter: https://linkinghub.elsevier.com/retrieve/pii/S0083672922000309

Fallbeispiel

Sie arbeiten in der hämatologischen Ambulanz eines Krankenhauses der Maximalversorgung. Ihnen wird ein 24-jähriger Patient zu Abklärung einer Thrombozytose zugewiesen.

Anamnese: Der Patient stellt sich im Beisein der Mutter in Ihrer Ambulanz vor. Die Thrombozytose sei vor drei Jahren erstmals im Rahmen einer Routineuntersuchung beim Betriebsarzt festgestellt worden. Es stünde nun eine orthopädische Intervention an (Arthroskopie). Eine in Vorbereitung auf die Operation durchgeführte Blutbestimmung zeigt erneut eine isolierte Thrombozytose (siehe Tab. 15.1). Die vegetative Anamnese ist ohne Auffälligkeiten. Keine Vorerkrankungen. Keine regelmäßigen Medikamenteneinnahmen.

Körperlicher Untersuchungsbefund: Der internistische Untersuchungsbefund ist ohne Auffälligkeiten. ◄

15.1 Aufgabe 1

Es zeigt sich eine isolierte Thrombozytose ohne weitere Auffälligkeiten des Blutbilds. Die Anamnese ergibt keinen Hinweis auf akute oder vorangegangene Erkrankungen. Welche Differenzialdiagnosen fallen Ihnen zu dieser Konstellation ein?

Zunächst muss zwischen einer reaktiven versus einer malignen Thrombozytose unterschieden werden. Beispiele für eine reaktive und damit sekundäre Genese sind: Eisenmangel, akute oder chronische Infektionen, inflammatorische Erkrankungen und Mali-

N. Brökers und J. Schanz, *Diagnostische Pfade in der Hämatologie*,
https://doi.org/10.1007/978-3-662-69473-2_15

Tab. 15.1 Externes Blutbild (pathologische Werte sind fett gedruckt)

Parameter	Referenz	Einheit	Wert
Hämoglobin	11,5–15,0	g/dl	13,8
Hämatokrit	35–46	%	41,7
Erythrozyten	3,9–5,1	$10^6/\mu l$	4,71
MCV	81–95	fl	88
MCH	26,0–32,0	pg	28,8
MCHC	32,0–36,0	g/dl	32,5
Thrombozyten	150–350	$10^3/\mu l$	**866**
Leukozyten	4,0–11,0	$10^3/\mu l$	6,40

gnome, Rauchen, Anämie/Blutverlust, Medikamentennebenwirkungen sowie Post-Splenektomie. Eine maligne Thrombozytose ist klonal. Beispiele hierfür sind: Essenzielle Thrombozythämie, Polycythaemia vera, primäre Myelofibrose, CML sowie myelodysplastisches Syndrom (MDS) (Almanaseer et al. 2024).

15.2 Aufgabe 2

Sowohl in der Anamnese als auch in der klinischen Untersuchung ergeben sich keine Hinweise auf eine reaktive Genese der Thrombozytose. Sie entschließen sich zur molekulargenetischen Untersuchung aus dem peripheren Blut, da Sie den Verdacht auf eine myeloproliferative Neoplasie (MPN) haben. Welche Marker bestimmen Sie?

Nachdem eine reaktive Genese ausgeschlossen ist, empfiehlt sich die molekulargenetische Untersuchung aus peripherem Blut auf folgende Veränderungen: *JAK2* V617F-, Calreticulin (*CALR*)- und *MPL* W515K/L-Mutationen. Außerdem sollte auf das *BCR::ABL1*-Fusionsgen getestet werden. Dies kann im Labor auch im Sinne einer Stufendiagnostik erfolgen. Hierunter versteht man die schrittweise Testung der Parameter, um Zeit und Kosten zu sparen. So kann an dem hier gezeigten Beispiel zunächst die Analyse von *JAK2* erfolgen und nur bei nicht nachweisbarer Mutation die Testung weiterer Gene erfolgen. Dieses Vorgehen setzt allerdings eine fundierte Kenntnis der bei verschiedenen Erkrankungen beteiligten Gene voraus.

15.3 Aufgabe 3

Sie bestellen den Patienten für einen Folgetermin ein, um die Ergebnisse der molekularen Diagnostik zu besprechen. Konkret konnte eine CALR-Mutation nachgewiesen werden. Können Sie mit diesem Befund eine Diagnose stellen?

Ja und Nein. Sie können auf jeden Fall die Diagnose einer klonalen Erkrankung stellen, diese aber nicht eindeutig weiter eingrenzen, da die *CALR*-Mutation bei ver-

schiedenen MPN auftritt. In der Zusammenschau scheint eine essenzielle Thrombozythämie wahrscheinlich, jedoch ist für die sichere Diagnosestellung eine Knochenmarkuntersuchung notwendig, um zwischen den unterschiedlichen myeloproliferativen Diagnosen
unterscheiden zu können sowie den Fibrosegehalt zu bestimmen. Aus diesem Grund ist
zusätzlich zur Zytomorphologie eine histopathologische Diagnostik anzustreben.

15.4   Aufgabe 4

Nach erfolgreicher Punktion können Sie das Präparat befunden (siehe Abb. 15.1).

Befund:

Ausstrich- und Färbequalität	Gut
Zellularität (nach CALGB)	Altersadjustiert normal bis leicht gesteigert (3+ nach CALGB)
Megakaryopoese	Die Megakaryopoese ist deutlich gesteigert mit Nachweis großer Megakaryozyten mit hyperlobulierten Kernen (z.T. in Form von „staghorn cells"), ansonsten aber morphologisch unauffällig.
Erythropoese	Quantitativ und qualitativ unauffällig
Granulopoese	Quantitativ und qualitativ unauffällig
Sonstiges	Keine Vermehrung von Blasten
Beurteilung	Der Befund ist mit einer essenziellen Thrombozythämie ver- einbar, beweist allein aber nicht die Erkrankung. Bitte weitere Diagnosekriterien (gemäß WHO) hinzuziehen.

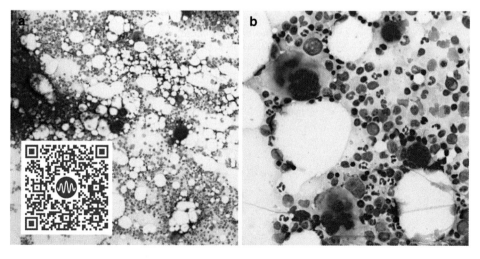

Abb. 15.1 Knochenmarkausstrich (May-Grünwald-Färbung, a 10-, b 40-fache Vergrößerung);
mit freundlicher Genehmigung des UMG-L

Folgender **histopathologischer Befund** wird erhoben:

> Knochenstanzzylinder mit einer altersbezogen normozellulären Hämatopoese mit aggregiert lagernden Megakaryozyten ohne Markraumfibrose (MF-0).
> Der Befund entspricht einer Calreticulin-positiven myeloproliferativen Neoplasie, morphologisch und unter Berücksichtigung der Laborparameter passend zu einer essenziellen Thrombozythämie.

Unter Berücksichtigung der WHO-Klassifikation stellen Sie die Diagnose einer essenziellen Thrombozythämie (Tab. 15.2).
Adaptiert nach WHO Classification of Tumours 2024*:*

Weiterer Verlauf: In der Risikostratifikation wird der Patient dem Niedrigrisiko zugeordnet (kein thrombembolisches Ereignis und kein Blutungsereignis; Alter < 60 Jahre; Thrombozyten < 1500/nl), sodass ein abwartendes Vorgehen gewählt wird (Awada et al. 2020).

Tab. 15.2 Diagnosekriterien der essenziellen Thrombozythämie (erfüllte Kriterien fett gedruckt)

Hauptkriterien
1. **Thrombozytenzahl > 450.000/μl**
2. **Die Knochenmarkhistologie zeigt eine Proliferation der Megakaryozten, eine Vermehrung vergrößerter, reifer, hyperlobulierter Megakaryozyten sowie keine signifikante Erhöhung oder Linksverschiebung der Granulopoese oder Erythropoese. Keine oder geringe Zunahme (Grad 0–1) der Retikulinfasern**
3. **Diagnosekriterien der BCR::ABL1 -positiven chronisch myeloischen Leukämie, Polycythaemia vera, primären Myelofibrose oder anderer myeloischer Neoplasien nicht erfüllt**
4. Nachweis *JAK2* V617F-, **Calreticulin**- oder *MPL*-Mutation; bei Negativität Ausschluss untypischer *JAK2*- und *MPL*-Mutationen
Nebenkriterien
1. Nachweis eines anderen klonalen Markers
2. Ausschluss einer reaktiven Thrombozytose
Die Diagnose essenziellen Thrombozythämie erfordert alle 4 Hauptkriterien oder die ersten 3 Hauptkriterien und 1 Nebenkriterium

Keyfacts

- Thrombozytosen können sowohl reaktiv als auch maligne bedingt sein. Die Anamnese sowie der Klinik liefern hier erste wichtige Hinweise.
- Wenn reaktive Ursachen ausgeschlossen oder unwahrscheinlich sind oder wenn die Thrombozytose über einen längeren Zeitraum persistiert oder rasch voranschreitet, sollte eine myeloproliferative Neoplasie in Betracht gezogen werden.
- Die molekulargenetische Analyse kann im Fall des Nachweises einer spezifischen Mutation eine klonale Erkrankung beweisen. Die weitere Differenzialdiagnostik erfolgt anhand festgelegter Diagnosekriterien. Typische von Mutationen betroffene Gene bei MPN sind: *BCR::ABL1, JAK-2, CALR, MPL*.

Literatur

Almanaseer A, Chin-Yee B, Ho J, Lazo-Langner A, Schenkel L, Bhai P, u. a. An approach to the investigation of thrombocytosis: differentiating between essential thrombocythemia and secondary thrombocytosis. Adv Hematol. 2024;2024:3056216

Awada H, Voso MT, Guglielmelli P, Gurnari C. Essential Thrombocythemia and Acquired von Willebrand Syndrome: The Shadowlands between Thrombosis and Bleeding. Cancers (Basel). 30. Juni 2020;12(7):1746

WHO Classification of Tumours; Haematolymphoid Tumours (5th ed.) // Chapter 2: Myeloid proliferation and neoplasms // Myeloproliferative neoplasms // Myeloproliferativeneoplasms // Essential thrombocythaemia [Internet]. 2024. Verfügbar unter: https://tumourclassification.iarc. who.int/chaptercontent/63/14

Kraftlosigkeit und Schwächegefühl bei einer 58-jährigen Patientin

---

Fallbeispiel

Sie arbeiten auf einer Normalstation in einem Krankenhaus der Maximalversorgung. Über ein eigenes Labor der Klinik stehen Ihnen sämtliche Untersuchungsmethoden der speziellen hämatologischen Diagnostik zur Verfügung. Ihnen wird durch ein externes Krankenhaus eine 58-jährige Patientin mit einer isolierten LDH-Erhöhung zur weiteren Abklärung zugewiesen.

Anamnese: Die Patientin gibt eine Kraftlosigkeit seit fünf Wochen an. Eine ambulante Blutentnahme durch die betreuende Hausärztin sei ohne Auffälligkeiten gewesen. Bis zuletzt konnte die Patientin in einem Kosmetikstudio tätig sein, jedoch sei dies seit zwei Tagen aufgrund der zunehmenden Schwäche nicht mehr denkbar. Die weitere vegetative Anamnese ist ohne Besonderheiten.

Klinischer Untersuchungsbefund: Der internistische Untersuchungsbefund ist unauffällig. ◄

Sie führen eine Blutentnahme durch und können kurze Zeit später die Werte einsehen (siehe Tab. 16.1).

16.1 Aufgabe 1

Bitte befunden und beurteilen Sie die Blutwerte.

N. Brökers und J. Schanz, *Diagnostische Pfade in der Hämatologie*,
https://doi.org/10.1007/978-3-662-69473-2_16

Tab. 16.1 Blutbildbestimmung bei Aufnahme (pathologische Werte sind fett gedruckt)

Parameter	Referenz	Einheit	Wert
Hämoglobin	13.5–17.5	g/dl	**11.9**
Hämatokrit	39–51	%	**31.7**
Erythrozyten	4.4–5.9	$10^6/\mu l$	**3.75**
MCV	81–95	fl	84
MCH	26.0–32.0	pg	31.7
MCHC	32.0–36.0	g/dl	**37.6**
Thrombozyten	150–350	$10^3/\mu l$	**51**
Leukozyten	4.0–11.0	$10^3/\mu l$	**3.25**
Normo-/Erythroblasten	0	%	1
MPV	7–12	fl	**5**
Harnsäure	3.5–7.2	mg/dl	**8.5**
Lactat-Dehydrogenase (LDH)	125–250	U/l	**980**

Befund: Nachweis einer milden, normochromen und normozytären Anämie sowie einer milden Leukozytopenie. Die Thrombozyten sind deutlich reduziert. In der klinisch-chemischen Analyse zeigt sich eine starke Erhöhung der LDH.

Beurteilung: Deutlich auffällig sind die Thrombozytopenie sowie LDH-Erhöhung. Eine weitergehende Diagnostik sollte sich anschließen.

16.2   Aufgabe 2

Nennen Sie Differenzialdiagnosen, die mit einer isolierten Thrombozytopenie einhergehen können. Welche Systematik haben Sie in der Zuordnung der verschiedenen Ursachen? Welche Rolle spielt das mittlere Plättchenvolumen (MPV)?
     Grundsätzlich können Thrombozytopenien durch eine Bildungsstörung, eine gestörte Verteilung (Pooling, z. B. bei Splenomegalie) und/oder einen gesteigerten peripheren Verbrauch bedingt sein. Thrombozyten werden während ihrer Lebensdauer kleiner. Ist das MPV erhöht, spricht dies für eine reaktiv gesteigerte Thrombozytopoese mit Ausschwemmung junger Thrombozyten. Voraussetzung hierfür ist eine intakte Knochenmarkfunktion. Ist das MPV hingegen normal oder erniedrigt, ist eher eine Bildungsstörung bei insuffizienter Megakaryopoese wahrscheinlich. Folgende Ursachen können unter anderem der Thromboyztopenie zugrunde liegen:

- *Bildungsstörung:* akute Leukose, aplastische Anämie, Toxizität/Agranulozytose, Knochenmarkinfiltration myelodysplastische Neoplasie.
- *Verbrauchsstörung:* Immunthrombozytopenie, Hypersplenismus, schwere systemische Entzündungen, thrombotische Mikroangiopathien, Heparin-induzierte Thrombozytopenie.

16.3 Aufgabe 3

Eine Erklärung für die Thrombopenie liefert das manuelle Differenzialblutbild nicht. Sie entschließen sich zur Durchführung einer Knochenmarkpunktion, die Sie anschließend ohne Komplikation ausführen.

Bitte befunden und beurteilen Sie den Knochenmarkausstrich (siehe Abb. 16.1).

Befund:

Ausstrich- und Färbequalität	Adäquat
Zellularität (nach CALGB)	Höchstgradig gesteigert (4+ nach CALGB)
Megakaryopoese	Hochgradig vermindert, qualitativ unauffällig
Erythropoese	Nur noch rudimentär nachweisbar, qualitativ unauffällig
Granulopoese	Hochgradig vermindert, fehlende Ausreifung
Sonstiges	Dominiert wird das Bild durch eine monomorphe Population großer Blasten mit hoher Kern-Plasma-Relation und unreif wirkendem Zellkern. Auerstäbchen sind nicht vorhanden. Der Anteil dieser Blasten beträgt rund 85%.
Beurteilung	Subtotale Knochenmarkinfiltration durch eine Blastenpopulation, somit Diagnose einer akuten Leukämie. Die Befunde der weiteren Diagnostik (Durchflusszytometrie, Genetik) bleiben zur weiteren diagnostischen und prognostischen Klassifikation abzuwarten.

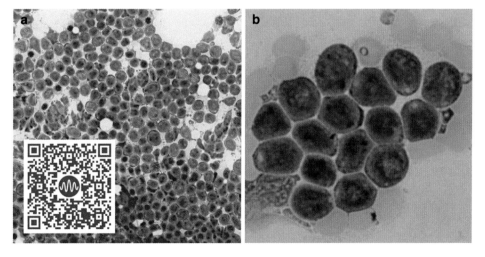

Abb. 16.1 Knochenmarkausstrich (May-Grünwald-Färbung, a 10-, b 100-fache Vergrößerung); mit freundlicher Genehmigung des UMG-L

16.4   Aufgabe 4

An Knochenmarkaspirat wird umgehend die durchflusszytometrische Messung vorgenommen. Bitte befunden Sie zunächst die Scattergramme (siehe Abb. 16.2).

Befund: Nach CD45/SSC-Analyse ist die Granulopoese vermindert (a). Nachweis von Myeloblasten in 72 % der Zellen (a) mit folgendem Phänotyp: CD45(+) (a), CD10+(c), CD19+(b), CD20 − (e), cyMPO − (d), cyIgM+(f), sIgM − (e), cyTdT+(f). Außerhalb des Untersuchungsgates finden sich außerdem Monozyten und Lymphozyten.

16.5   Aufgabe 5

Können Sie eine Diagnose stellen? Welche Leitantigene helfen in der Linien-zuordnung der akuten Leukämie?

Die Diagnose einer akuten Leukämie konnte bereits morphologisch gestellt werden. Die Durchflusszytometrie hilft bei der Linienzuordnung. In dem präsentierten Fall sind Leitantigene einer myeloischen und T-lymphatischen Differenzierung negativ. Es werden definierende B-lymphatische Marker exprimiert. Die Vorläuferzellen durchlaufen in ihrer Entwicklung definierte Reifungsstufen, die aufgrund des charakteristischen Markerprofils in der Durchflusszytometrie zugeordnet werden können. Je nachdem, an welcher Stelle der Differenzierungsblock eingesetzt hat, kann die lymphatische Vorläuferleukämie nach der *European Group for the Immunological Characterization of Leukemias* (EGIL) eingeteilt werden. Diese Zuordnung wird in den Studien der *German Multicenter Study Group for Adult Acute Lymphoblastic Leukemia* (GMALL) vorgenommen und ist darüber hinaus außerhalb von Studien in der klinischen Praxis Standard (Bene et al. 1995). Folgende Leitantigene sind für die Zuteilung hilfreich:

Pro-B-ALL	CD10 −
Common-B-ALL	CD10+
Prä-B-ALL	cyIgM+
Reife B-ALL	sIgM+, CD34 −, TdT −

Somit können Sie folgende Beurteilung vornehmen:

Beurteilung: Nachweis einer prä-B-ALL im Knochenmark. Der Anteil der Blasten auf alle Zellen bezogen beträgt durchflusszytometrisch 72 %. Bitte die Zytologie zuziehen. CD20 als potenzielles Target einer CD20-gerichteten Therapie ist negativ.

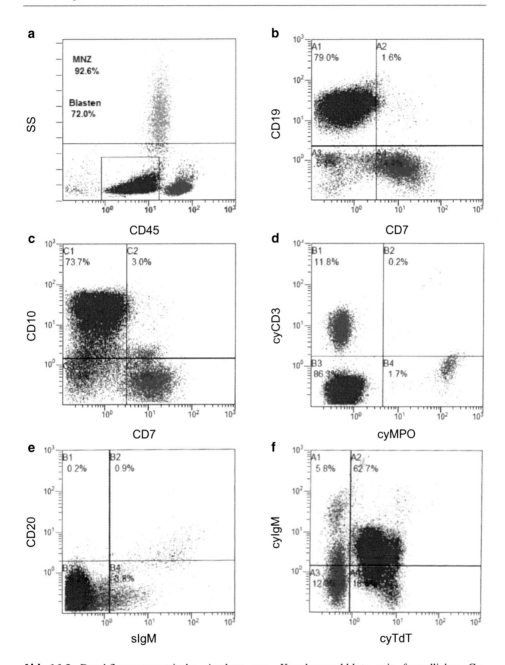

Abb. 16.2 Durchflusszytometrische Analyse von Knochenmarkblut; mit freundlicher Genehmigung des UMG-L

16.6 Aufgabe 6

Welche Subtypen der T-Vorläufer-ALL sind Ihnen bekannt? Welche Leitantigene sind hier entscheidend?

Early T-ALL	sCD3 −, CD1a −
Thymische T-ALL	sCD3 ±, CD1a+
„Mature" T-ALL	sCD3 +, CD1a −

16.7 Aufgabe 7

Sie unterscheiden die reife von der unreifen B-Vorläufer-ALL. Woran machen Sie den Unterschied fest?
Die Unterscheidung wird auf Basis der Durchflusszytometrie getroffen. Die reife B-Vorläufer-ALL wird über die Expression von IgM auf der Zelloberfläche (sIgM) sowie die Negativität für cyTdT und CD34 nachgewiesen. Sowohl die unreife als auch die reife B-Vorläufer-ALL imponieren morphologisch unreifzellig. Allerdings zeigt die reife B-ALL eine klassische Morphologie (L3-Typ, Burkitt-like) mit tiefbasophilem Zytoplasma und ausgeprägter Vakuolisierung.

16.8 Aufgabe 8

Welche genetische Diagnostik benötigen Sie zusätzlich? Wie werten Sie die nachgewiesene Veränderung prognostisch ein?
Die genetische Diagnostik ist insbesondere für die prognostische Klassifikation relevant. Daher sollte bei jeder akuten Leukämie eine zyto- und molekulargenetische Analyse durchgeführt werden. Bei der hier vorgestellten Patientin zeigten sich folgende Befunde:

Zytogenetik: 46,XX,t(1;19)(q23;p13)[22]/46,XX[3]
Molekulargenetik: Kein Hinweis auf Mutationen in den untersuchten Genen

Wichtig ist hier, die rein zytogenetische Klassifikation von der Klassifikation der *German Multicenter Study Group for Adult ALL* (GMALL) zu unterscheiden. Betrachtet man ausschließlich die Genetik, ist die Aberration als günstig einzuordnen, sofern eine intensive zytostatische Therapie erfolgt (Onkopedia Leitlinie Akute Lymphatische Leukämie (ALL) 2022)..

Die GMALL integriert neben klinischen Parametern die t(v;11q23) und die t(9;22) in ihre Klassifikation (Yilmaz et al. 2021). (3) So definiert der Nachweis einer t(9;22) die Höchstrisikogruppe. Eine t(v;11q23) hingegen darf nicht vorliegen, wenn der Patient in die Standardrisikogruppe integriert werden soll. Im hier dargestellten Fall liegt also kein Höchstrisiko vor, für die weitere Klassifikation sind aber zusätzliche klinische Parameter erforderlich.

Weiterer Verlauf: Nach Erhalt der noch ausstehenden Befunde leiten Sie eine Therapie ein, die von der Patientin gut vertragen wird. Die MRD-Diagnostik zeigt im Verlauf ein gutes Therapieansprechen, sodass die Therapie in kurativer Intention abgeschlossen werden kann.

Keyfacts

- Eine hohe LDH bei V.a. akute Leukämie weist immer auf einen erhöhten Zellumsatz hin, auch wenn im peripheren Blut keine Leukozytose nachweisbar ist.
- Führend für die diagnostische Klassifikation der ALL ist die Durchflusszytometrie, die daher bei Verdacht auf eine akute Leukämie obligat ist.
- Die prognostische Klassifikation erfolgt in Deutschland anhand der GMALL-Klassifikation, die neben klinischen Markern auch die Zytogenetik berücksichtigt.

Literatur

Bene MC, Castoldi G, Knapp W, Ludwig WD, Matutes E, Orfao A, u. a. Proposals for the immunological classification of acute leukemias. European Group for the Immunological Characterization of Leukemias (EGIL). Leukemia. Oktober 1995;9(10):1783–6
Onkopedia Leitlinie Akute Lymphatische Leukämie (ALL). 2022
Yilmaz M, Kantarjian HM, Toruner G, Yin CC, Kanagal-Shamanna R, Cortes JE, u. a. Translocation t(1;19)(q23;S. 13) in adult acute lymphoblastic leukemia - a distinct subtype with favorable prognosis. Leuk Lymphoma. Januar 2021;62(1):224–8

Nachtschweiß und Abgeschlagenheit bei einer 38-jährigen Patientin

17

Sie sind im Rahmen Ihrer Weiterbildung in der zentralen Notaufnahme (ZNA) eines Krankenhauses der Maximalversorgung eingesetzt. Dem Labor Ihres Krankenhauses stehen alle Möglichkeiten der hämatologischen Spezialdiagnostik (Zytomorphologie, Durchflusszytometrie, Zytogenetik, Molekulargenetik und Pathologie) zur Verfügung. Kurz nach Ihrem Dienstantritt werden Sie zu einer 35-jährigen Patientin gerufen, die von ihrer Hausärztin in die Notaufnahme eingewiesen wurde.

Anamnese: Die Patientin gibt eine deutliche Abgeschlagenheit seit drei Wochen sowie eine B-Symptomatik im Sinne von Nachtschweiß an. Zudem habe sie punktförmige Einblutungen an den unteren Extremitäten bemerkt. Die weitere Anamnese ist unauffällig, relevante Vorerkrankungen bestehen nicht. Die Einnahme von Medikamenten wird verneint.

Körperliche Untersuchung: Es zeigen sich eine Hepatosplenomegalie sowie petechiale Einblutungen an beiden Unterschenkeln. Der übrige Untersuchungsbefund ist unauffällig. ◀

17.1 Aufgabe 1

Bitte interpretieren Sie das Aufnahmelabor und stellen Sie eine erste Verdachtsdiagnose (Tab. 17.1).

N. Brökers und J. Schanz, *Diagnostische Pfade in der Hämatologie*,
https://doi.org/10.1007/978-3-662-69473-2_17

Tab. 17.1 Wichtigste Ergebnisse der Laboranalytik (pathologische Werte sind fett gedruckt)

Parameter	Referenz	Einheit	Wert	
Hämoglobin	11.5–15.0	g/dl	12.8	
MCV	81–95	fl	88	
MCH	26.0–32.0	pg	30.3	
Thrombozyten	150–350	$10^3/\mu l$	**17**	
Leukozyten	4.0–11.0	$10^3/\mu l$	**32.4**	
Kreatinin	0.50–1.00	mg/dl	**3.5**	
Harnsäure	2.6–6.0	mg/dl	**23.4**	
LDH	125–250	U/l	**3625**	
Blasten (nicht klass.)		%		76
Promyelozyten		%		1
Myelozyten		%		2
-Metamyelozyten		%		3
Stabkernige	<= 8	%		3
Segmentkernige	40–76	%		6
Lymphozyten	20–45	%		3
Monozyten	3–13	%		4
Eosinophile	<= 8	%		1
Basophile	<= 2	%		1
Nicht klass. Zellen		%		2

Befund: Als Leitbefund zeigt sich neben einer Thrombozytopenie eine deutliche Leukozytose mit einem Blastenanteil von 76 %. Weiterhin auffällig sind eine Hyperurikämie, eine Nierenschädigung und eine massive Erhöhung der LDH.

Verdachtsdiagnose: Akute Leukämie mit konsekutiver Tumorlyse. Dadurch bedingt Ausbildung eines akuten Nierenschädigung im Stadium AKIN 3 (unter der Annahme, dass das Serumkreatinin zuvor normwertig war).

Nach Abschluss der primären supportiven Therapie nehmen Sie die Patientin zur Fortsetzung der Diagnostik und Therapie stationär auf.

Noch am Aufnahmetag wird bei der Patientin eine Knochenmarkpunktion vorgenommen. Sie schauen sich nach erfolgter Färbung das zytomorphologische Präparat im Labor an.

17.2 Aufgabe 2

Bitte befunden und beurteilen Sie die Ausstrichpräparate (siehe Abb. 17.1) und
überprüfen Sie, ob der Befund zu Ihrer Verdachtsdiagnose einer akuten Leukämie
passt.

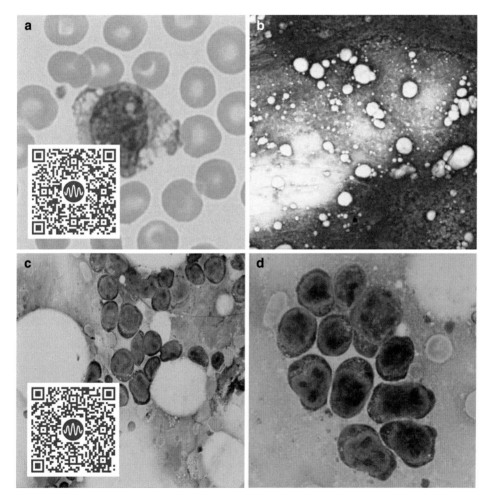

Abb. 17.1 a: peripherer Blutausstrich; b–d: Knochenmarkausstrich (May-Grünwald-Färbung, a
100-, b 10-, c 40- und d 100-fache Vergrößerung); mit freundlicher Genehmigung des UMG-L

Befund:

Ausstrich- und Färbequalität	Gut
Zellularität (nach CALGB)	Deutlich gesteigert (4 + nach CALGB)
Megakaryopoese	Megakaryozyten nicht nachweisbar
Erythropoese	Erythropoese kaum nachweisbar und ohne Dysplasiezeichen
Granulopoese	Hochgradig vermindert, fehlende Ausreifung
Sonstiges	Dominiert wird das Zellbild durch eine großzellige, stark basophile Blastenpopulation mit großer Kern-Plasma-Relation, rundem bis ovalem Zellkern mit fein-retikulärer Kernstruktur und Nukleoli. Die Zellen weisen eine starke Vakuolisierung auf. Der Anteil dieser Zellen beträgt rund 90 %.
Beurteilung	Hochgradige Verdrängung der normalen Hämatopoese durch eine subtotale Infiltration durch eine blastäre Population, die aufgrund ihres L3-Phänotyps nach FAB an eine reifzellige B-Vorläuferzell-ALL denken lässt

Parallel zur Färbung der Ausstrichpräparate wurde im hämatologischen Speziallabor die durchflusszytometrische Analyse aus dem Knochenmarkblut durchgeführt.

17.3   Aufgabe 3

Bitte beurteilen Sie die nachfolgenden Scattergramme (s. Abb. 17.2).

Befund: Nach CD45-SSC-Analyse deutlich verminderte Granulozytopoese (a). Nachweis von 91 % Blasten (a) mit folgendem Immunphänotyp: CD22 + (e), sIgM + (e), cyCD3 − (d), cyTdT − (d), cyMPO − (b), CD20 + (f), CD34 − (f).

Beurteilung: Nachweis einer Knochenmarkinfiltration durch eine reifzellige (sIgM +, CD34 −, cyTdT−) B-Vorläuferzell-ALL. Der Blastenanteil liegt bei 91 %.

Sie rekapitulieren die Ergebnisse: Die kurze Anamnese der Patientin, die spontane Tumorlyse mit der deutlich erhöhten LDH als Zeichen eines erhöhten Zellumsatzes sowie der Nachweis einer Knochenmarkinfiltration durch eine blastäre Zellpopulation mit dem Phänotyp einer reifzelligen lymphoblastären Zellpopulation spricht für die Diagnose einer reifzelligen B-ALL (bzw. eines Burkitt-Lymphoms, biologisch sind die Entitäten identisch). Auf Basis dieser Untersuchungsergebnisse wird eine Vorphasentherapie eingeleitet. Innerhalb kurzer Zeit bessert sich der klinische Zustand der Patientin.
Im Verlauf können Sie den molekular-zytogenetischen Befund einsehen, der die Diagnose zusätzlich unterstützt (Dalla-Favera et al. 1982):

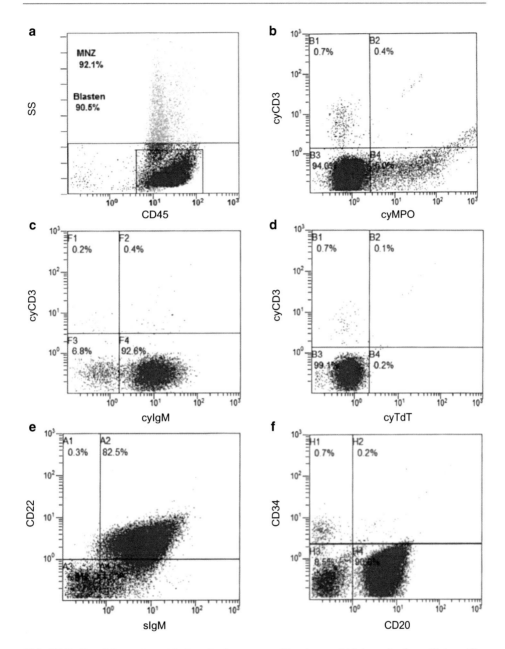

Abb. 17.2 Durchflusszytometrische Analyse von Knochenmarkblut; mit freundlicher Genehmigung des UMG-L

In der durchgeführten FISH-Analyse an CD19-positiven Zellen aus dem Knochen-
mark (Heparin) fanden sich folgende Anomalien basierend auf der o.g. pathologischen
Signalkonstellation: Doppelte Kolokalisation von *IGH* und *MYC*, vereinbar mit einer
Translokation t(8;14) in 53 % der untersuchten Zellen.

Weiterer Verlauf: In der Tumorboardvorstellung werden die histopathologischen Präparate demonstriert (s. Abb. 17.3). In der durchgeführten Bildgebung mittels CT ist mit
Ausnahme der vorbekannten Hepatosplenomegalie ein unauffälliger Untersuchungsbefund erhoben worden. Nach interdisziplinärer Diskussion wird eine Therapie analog
einem aktuellen Studienprotokoll konsentiert. Die Prognose dieser Erkrankung ist grundsätzlich exzellent (Olszewski et al. 2021).

Keyfacts

- Eine reife B-Vorläuferzell-ALL/ein Burkitt-Lymphom ist mit einer kurzen Ana-
  mnese und einem raschen Krankheitsprogress assoziiert.
- Morphologisch zeigen sich tiefbasophile, vakuolisierte Blasten (L3-Typ nach
  der FAB-Klassifikation).
- Das diagnostische Leitantigen in der Durchflusszytometrie ist das IgM auf der
  Zelloberfläche (sIgM).
- Zytogenetisch lässt sich eine t(8;14) nachweisen (*IGH/MYC*-Translokation).

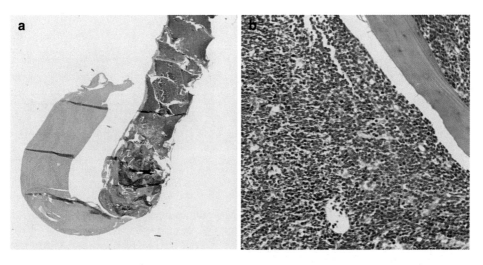

Abb. 17.3 Beckenkammtrepanat mit hochgradigen Infiltraten durch eine monomorphe, blastär
imponierende Zellpopulation (HE-Färbung, a 0,5- und b 20-fache Vergrößerung); mit freundlicher
Genehmigung von Prof. Dr. P. Ströbel und Dr. A.-K. Gersmann, Institut für Pathologie der Universitätsmedizin Göttingen)

Literatur

Dalla-Favera R, Bregni M, Erikson J, Patterson D, Gallo RC, Croce CM (1982) Human c-myc onc
    gene is located on the region of chromosome 8 that is translocated in Burkitt lymphoma cells.
    Proc Natl Acad Sci USA. Dezember 79(24):7824–7827
Olszewski AJ, Jakobsen LH, Collins GP, Cwynarski K, Bachanova V, Blum KA, u. a. Burkitt Lym-
    phoma International Prognostic Index. JCO. 1. April 2021;39(10):1129–1138

Abgeschlagenheit und Infekthäufung bei einem jungen Mann

18

Fallbeispiel

Sie arbeiten in der internistischen Ambulanz eines Krankenhauses der Grundversorgung. Als Zuweisung durch den Hausarzt wird Ihnen ein 24-jähriger Patient aufgrund eines reduzierten Allgemeinzustands sowie Auffälligkeiten des Blutbilds vorgestellt.

Anamnese: Seit ca. sechs Monaten habe der Patient eine zunehmende Abgeschlagenheit festgestellt. Körperliche Belastungen, zum Beispiel im Rahmen der beruflichen Tätigkeit als Erzieher oder sportliche Aktivität, seien nur eingeschränkt möglich. Weiterhin beschreibt der Patient eine Häufung respiratorischer Infekte. Vorerkrankungen seien nicht bekannt. Es finde keine regelmäßige Medikamenteneinnahme statt.

Körperliche Untersuchung: Mit Ausnahme einer Splenomegalie stellt sich der internistische Untersuchungsbefund ohne Auffälligkeiten dar.

Vorbefunde: Es liegt ein externes Blutbild vor (siehe Tab. 18.1). ◄

18.1 Aufgabe 1

Formulieren Sie mindestens drei hämatologische Differenzialdiagnosen, die mit der o.g. Anamnese, dem klinischen Untersuchungsbefund und den Veränderungen im Blutbild vereinbar sind.

N. Brökers und J. Schanz, *Diagnostische Pfade in der Hämatologie*,
https://doi.org/10.1007/978-3-662-69473-2_18

Tab. 18.1 Externes Blutbild (pathologische Werte sind fett gedruckt)

Parameter	Referenz	Einheit	Wert
Hämoglobin	13,5–17,5	g/dl	**6,8**
Hämatokrit	39–51	%	45,2
Erythrozyten	4,4–5,9	$10^6/\mu l$	5,16
MCV	81–95	fl	88
MCH	26,0–32,0	pg	29,0
MCHC	32,0–36,0	g/dl	33,1
Thrombozyten	150–350	$10^3/\mu l$	**79**
Leukozyten	4,0–11,0	$10^3/\mu l$	**18,3**

Mögliche hämatologische Differenzialdiagnosen, die mit einem wie hier dargestellten indolenten Verlauf, einer Splenomegalie und einer Bizytopenie einhergehen können, sind…

- Primäre Myelofibrose
- Haarzellleukämie
- Large-granular-lymphocyte(LGL)-Leukämie
- Splenisches Marginalzonenlymphom
- Morbus Gaucher
- …

Adaptiert nach Motyckova und Steensma 2012.

18.2   Aufgabe 2

Sie veranlassen eine Blutentnahme und bitten um Anfertigung eines Ausstrichpräparats. Bitte befunden und beurteilen Sie Abb. 18.1.

Befund: Nachweis einer kleinen bis mittelgroßen Zellpopulation mit randständigem Kern. Dieser ist rund bis nierenförmig und stellt sich reif dar. Nukleoli sind nicht vorhanden. Das Zytoplasma wirkt blass und weist haarartige Ausziehungen auf.

Beurteilung: Mikroskopisch ist der Befund vereinbar mit der Diagnose einer Haarzellleukämie (Bouroncle et al. 1958).

Zur Befundabsicherung senden Sie peripher abgenommenes Blut an ein hämatologisches Speziallabor für weitere durchflusszytometrische Diagnostik. Kurze Zeit später erhalten Sie erste Ergebnisse.

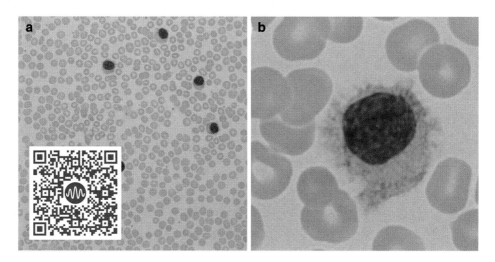

Abb. 18.1 Peripherer Blutausstrich (May-Grünwald-Färbung, a 10- und b 100-fache Vergrößerung); mit freundlicher Genehmigung des UMG-L

18.3   Aufgabe 3

Bitte befunden und beurteilen Sie die extern durchgeführte durchflusszytometrische Diagnostik (Abb. 18.2).

Befund: Scatterbild mit Lymphozyten, Granulozyten und Monozyten. 66 % der Zellen liegen im immunologischen Lymphozytengate (a). Diese sind zu 66 % B- und zu 30 % T-Zellen (b). Es zeigt sich eine pathologische B-Zellpopulation. Diese weist folgenden Phänotyp auf: CD19+(e), CD10 − (e), CD5 − (d), CD103+(h), CD11c+(g), CD25+(f). Es besteht eine Lambda-Leichtkettenrestriktion (c).

Beurteilung: Nachweis der Ausschwemmung einer pathologischen B-Zell-Population in das periphere Blut. Der Phänotyp ist mit einer Haarzellleukämie vereinbar.

18.4   Aufgabe 4

Welche molekulargenetische Diagnostik ist empfohlen, um die Diagnose gegenüber der Haarzellleukämie Variante oder eines sonstigen indolenten Lymphoms abzugrenzen?

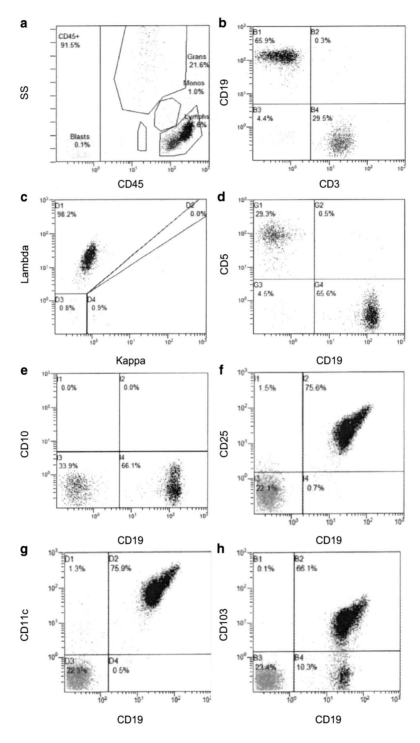

Abb. 18.2 Durchflusszytometrische Analyse von peripherem Blut; mit freundlicher Genehmigung des UMG-L

Der relevanteste genetische Nachweis bei der Haarzelleukämie (HCL) ist die BRAF (V600E)-Mutation (Pardanani und Tefferi 2011). Dies findet sich in ca. 95 % aller Patienten mit einer Haarzelleukämie und ist somit diagnostisch relevant, da sich damit Haarzelleukämien von anderen indolenten B-NHL abgrenzen lassen, die nur in Ausnahmefällen eine BRAF-Mutation aufweisen.

Zytogenetik und FISH sind bei der HCL wenig aussagekräftig, da die nachweisbaren Aberrationen unspezifisch und sehr heterogen sind. Darüber hinaus lassen sich Haarzellen nur sehr schwer in Kultur bringen, sodass eine Zytogenetik nur sehr selten erfolgreich seien wird. Sie hat daher bei der HCL in der Routinediagnostik im Gegensatz zur Molekulargenetik keine Bedeutung.

Weiterer Verlauf: Sie organisieren die Anbindung an eine hämatologische Ambulanz. Hier wird die Diagnostik einschließlich der Knochenmarkpunktion komplettiert. Aufgrund der Zytopenien sowie der mit der Erkrankung in Zusammenhang stehenden Symptome wird zeitnah eine Therapieeinleitung vorgenommen.

Keyfacts

- Haarzellleukämien lassen sich aufgrund ihrer typischen Morphologie bereits mikroskopisch gut identifizieren.
- Diagnostisch obligat sind Morphologie, Durchflusszytometrie und Molekulargenetik.
- Die Zytogenetik hat aufgrund technischer Schwierigkeiten und mangelnder Spezifität nur eine untergeordnete Rolle.

Literatur

Bouroncle BA, Wiseman BK, Doan CA (1. Juli 1958) Leukemic reticuloendotheliosis. Blood 13(7):609–630.
Motyckova G, Steensma DP (April 2012) Why does my patient have lymphadenopathy or splenomegaly? Hematol Oncol Clin North Am 26(2):395–408
Pardanani A, Tefferi A (8. September 2011) BRAF mutations in hairy-cell leukemia. N Engl J Med 365(10):961; author reply 961–962.

Distale Parese bei einer 54-jährigen Patientin

Fallbeispiel

Sie sind als niedergelassener Hämatologe tätig. Ihnen wird als Zuweisung durch eine neurologische Praxis eine 54-jährige Patientin zur weiteren Abklärung einer fortschreitenden Parese zugewiesen.

Anamnese: Die Patientin gibt eine voranschreitende motorische Schwäche der unteren Extremitäten an, die seit drei Monaten bestehe. Zunächst sei eine Fußheberparese auf der linken Seite aufgetreten, mittlerweile sei die Beugung im Hüftgelenk eingeschränkt und die Patientin rollstuhlpflichtig. Sensibilitätsstörungen habe die Patientin nicht. Die sonstige internistische Anamnese stellt sich unauffällig dar. Es wird verneint, dass die Einnahme von Medikamenten mit potenziell neuropathischem Schädigungsmuster stattgefunden hat.

Vorbefunde: Eine Liquor-, zerebrale und spinale MRT-Diagnostik waren ohne relevante Auffälligkeiten. In der Neurografie findet sich ein axonales Schädigungsmuster. In der kürzlich angefertigten CT ergab sich kein Hinweis auf ein Malignom.

Körperliche Untersuchung: Der internistische Untersuchungsfund ist unauffällig. An den unteren Extremitäten kann eine inkomplette Parese diagnostiziert werden, die distal und linksseitig betont ist. Sensibilitätsstörungen finden sich nicht. Der weitere neurologische Status zeigt keine wesentlichen Auffälligkeiten. ◄

© Der/die Autor(en), exklusiv lizenziert an Springer-Verlag GmbH, DE, ein Teil von Springer Nature 2025
N. Brökers und J. Schanz, *Diagnostische Pfade in der Hämatologie*,
https://doi.org/10.1007/978-3-662-69473-2_19

19.1   Aufgabe 1

Sie überlegen sich internistische Differentialdiagnosen, die mit o.g. Erkrankungs-bild vereinbar sind und führen eine Blutentnahme durch. Welche Laborparameter sollten im Aufnahmelabor u. a. bestimmt werden?
Folgende Laborparameter sollten im Rahmen der Abklärung bestimmt werden: HbA1c, Serumkreatinin, Phosphat, TSH, Vitamin B12, Immunglobuline quantitativ und qualita-tiv, Serumelektrophorese, Immunfixation, beta2-Mikroglobulin, Blutbild, ggf. Ergänzung durch infektiologische Diagnostik.

19.2   Aufgabe 2

Bitte befunden und interpretieren Sie das Labor (Tab. 19.1).

Befund: Die dargestellten Laborwerte sind ohne signifikante Auffälligkeiten.

Beurteilung: Einige Differenzialdiagnosen können mit diesen Ergebnissen weitest-gehend ausgeschlossen werden (u. a. Vitamin-B12-Mangel, Diabetes mellitus). Die

Tab. 19.1 Laborergebnisse bei Erstvorstellung (pathologische Werte sind fett gedruckt)

Parameter	Referenz	Einheit	Wert
Hämoglobin	13.5–17.5	g/dl	14.6
Hämatokrit	39–51	%	45.3
Erythrozyten	4.4–5.9	10^6/µl	5.04
MCV	81–95	fl	90
MCH	26.0–32.0	pg	28.9
MCHC	32.0–36.0	g/dl	32.2
Thrombozyten	150–350	10^3/µl	263
Leukozyten	4.0–11.0	10^3/µl	9.6
freie Leichtkette Kappa im Serum	3.3–19.4	mg/l	19.2
freie Leichtkette Lambda im Serum	5.71–26.3	mg/l	17.8
Ratio freie Leichtkette Kappa/Lambda	0.26–1.65		1.08
Beta 2-Mikroglobulin	0.8–2.34	mg/l	2.10
HbA1c (DCCT)	<5.7	%	3.2
Protein	6.6–8.3	g/dl	7.5
Aktives Vitamin B12 (Holotranscobalamin)	>=50	pmol/l	128
IgA im Serum	0.63–4.84	g/l	1.18
IgG im Serum	5.4–18.2	g/l	10.5
IgM im Serum	0.22–2.93	g/l	1.16

quantitative Diagnostik der freien Leichtketten und die der Immunglobuline ist unauffällig. Eine Fixation sollte dennoch im nächsten Schritt durchgeführt werden.

19.3   Aufgabe 3

**Bitte befunden und beurteilen Sie nachfolgende Immunfixation (s. Abb. 19.1). Wel-
che Diagnose ist mit diesem Befund vereinbar?**

Befund: In der hier dargestellten Immunfixationselektrophorese stellt sich ein monoklonales Paraprotein vom Typ IgM Kappa dar.

Beurteilung: Obwohl die quantitative Bestimmung der Freien Leichtkette und der
Immunglobuline einen unauffälligen Befund ergaben, stellt sich in der Immunfixation
ein Paraprotein vom Typ IgM Kappa dar. Der Nachweis eines Paraproteins vom Typ IgM
ist mit diversen hämatologischen Erkrankungen vergesellschaftet: Monoklonale Gammo-
pathie mit unklarer Signifikanz (MGUS), Morbus Waldenström, B-CLL, multiples Mye-
lom und andere Non-Hodgkin Lymphome (Khwaja et al. 2022).
Sie stellen die Indikation zur Knochenmarkbiopsie.

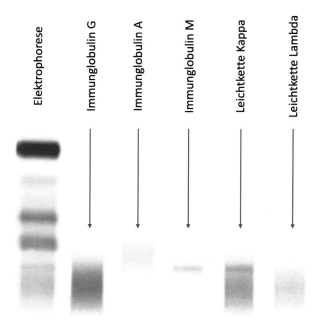

Abb. 19.1 Immunfixationselektrophorese; mit freundlicher Genehmigung des UMG-L

19.4   Aufgabe 4

Bitte befunden und beurteilen Sie das nachfolgende Ausstrichpräparat (siehe Abb. 19.2).

Beurteilung:

Ausstrich- und Färbequalität	Gut
Zellularität (nach CALGB)	Altersadjustiert normal (2 + nach CALGB)
Megakaryopoese	Quantitativ und qualitativ unauffällig
Erythropoese	Quantitativ und qualitativ unauffällig
Granulopoese	Quantitativ und qualitativ unauffällig
Sonstiges	Es zeigt sich eine kleinzellige Infiltration lymphozytärer Zellen. Der Infiltrationsgrad beträgt über das Präparat gemittelt ca. 30%.
Beurteilung	Zytomorphologisch besteht der Verdacht auf Infiltration des Knochenmarks durch ein indolentes Lymphom. Der Infiltrationsgrad beträgt 30%.

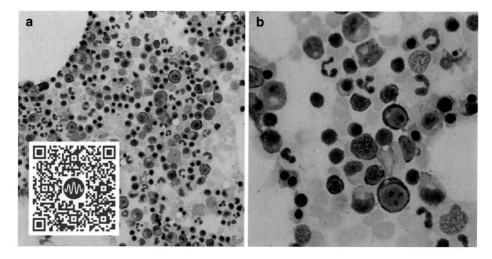

Abb. 19.2 Knochenmarkausstrich (May-Grünwald-Färbung, a 10-, b 40-fache Vergrößerung); mit freundlicher Genehmigung des UMG-L

19.5   Aufgabe 5

Zur weiteren Charakterisierung schließt sich die durchflusszytometrische Analyse an. Bitte befunden und beurteilen Sie nachfolgende Analyse (s. Abb. 19.3).

Befund: Unauffälliges Scatterbild mit Lymphozyten, Granulozyten und Monozyten. 51 % der Zellen liegen im immunologischen Lymphozytengate (a). Es zeigt sich eine pathologische B-Zellpopulation. Diese weist folgenden Phänotyp auf: CD19+(c), CD5 − (c), CD10 − (d), IgM+(d), CD23 −/+(e). Es besteht eine Kappa-Leichtketten-restriktion mit normaler Fluoreszenzintensität.

Beurteilung: Nachweis einer KM-Infiltration durch eine pathologische B-Zell-population. Eine B-CLL, ein follikuläres Lymphom oder ein Mantelzelllymphom können mit hoher Wahrscheinlichkeit ausgeschlossen werden, da CD5 und CD10 negativ sind. Der Phänotyp ist z. B. mit einem Immunozytom vereinbar. Eine eindeutige Zuordnung zu einer definierten Entität ist hier allein auf Basis der Immunphänotypisierung nicht möglich, da diese Erkrankung keine diagnostisch sichernden Marker aufweist.

19.6   Aufgabe 6

Welche genetische Untersuchung sollte sich an die bisher durchgeführte Diagnostik anschließen?
Die bisher durchgeführte Diagnostik passt zur Diagnose eine Morbus Waldenström (lymphoplasmozytisches Lymphom; LPL). Die Diagnose kann zusätzlich gestützt werden durch den Nachweis einer somatischen Mutation im Gen *MYD88* (*MYD88* NP_002459.2: p.L265P) (Treon et al. 2012).

Weiterer Verlauf: Sie leiten eine CD20-Antikörper-basierte Therapie ein. Nach wenigen Wochen kommt es zunächst zum Stillstand und später zum Rückgang der neurologischen Symptome.

Keyfacts

- Ein lymphoplasmozytisches Lymphom (Morbus Waldenström) ist mit einem Paraprotein vom Typ IgM assoziiert.
- Der Nachweis eines Paraproteins erfolgt mittels Immunfixation.
- Paraproteine können auch bei anderen B-Zell-Neoplasien, beispielsweise der B-CLL, nachweisbar sein.
- Genetisch ist der Morbus Waldenström durch den Nachweis eine Mutation im Gen *MYD88* charakterisiert.

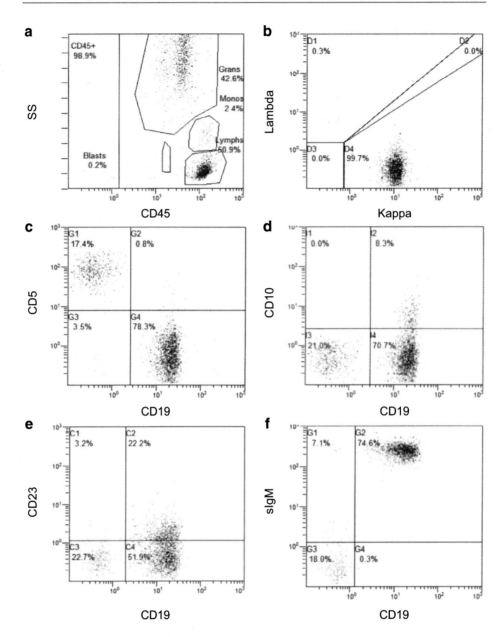

Abb. 19.3 Durchflusszytometrische Analyse von Knochenmarkblut; mit freundlicher Genehmigung des UMG-L

Literatur

Khwaja J, D'Sa S, Minnema MC, Kersten MJ, Wechalekar A, Vos JM (1. September 2022) IgM monoclonal gammopathies of clinical significance: diagnosis and management. Haematologica 107(9):2037–2050.

Treon SP, Xu L, Yang G, Zhou Y, Liu X, Cao Y (30. August 2012) u. a. MYD88 L265P somatic mutation in Waldenström's macroglobulinemia. N Engl J Med 367(9):826–833.

Belastungsdyspnoe, Abgeschlagenheit und Cephalgien bei einem 68-jährigen Patienten

20

Fallbeispiel

Sie arbeiten in einer hämatologischen Praxis. Ihnen wird durch eine Hausärztin ein 68-jähriger Patient zugewiesen, um die Fachdiagnostik einer Blutbildveränderung einzuleiten.

Anamnese: Seit ungefähr drei Monaten bestünden eine zunehmende Belastungsluftnot sowie Abgeschlagenheit. Vor einigen Tagen seien Kopfschmerzen aufgetreten. Relevante Vorerkrankungen lägen nicht vor. Eine regelmäßige Medikamenteneinnahme bestünde nicht. Der Patient – mittlerweile berentet – habe als kaufmännischer Angestellter gearbeitet.

Körperlicher Untersuchungsbefund: Es zeigen sich eine Sinus-Tachykardie, Blässe und petechiale Einblutungen der Unterschenkel. Der übrige internistische Befund stellt sich unauffällig dar.

Ultraschall des Abdomens: unauffälliger Untersuchungsbefund, insbesondere keine Splenomegalie. ◄

20.1 Aufgabe 1

Dargestellt sind das initiale Blutbild und der Retikulozytenproduktionsindex (siehe Tab. 20.1). Bitte interpretieren Sie die Ergebnisse. Welche weitere Diagnostik einschließlich laborchemischer Parameter bestimmen Sie? Welche Information gibt Ihnen der Retikulozyten-Produktionsindex (RPI) und wie wird er berechnet?

© Der/die Autor(en), exklusiv lizenziert an Springer-Verlag GmbH, DE, ein Teil von Springer Nature 2025
N. Brökers und J. Schanz, *Diagnostische Pfade in der Hämatologie*,
https://doi.org/10.1007/978-3-662-69473-2_20

Tab. 20.1 Blutbild bei Erstkontakt (pathologische Werte sind fett gedruckt)

Parameter	Referenz	Einheit	Wert
Hämoglobin	11,5–15,0	g/dl	**6,3**
Hämatokrit	35–46	%	**18,1**
Erythrozyten	3,9–5,1	$10^6/\mu l$	**1,85**
MCV	81–95	fl	91
MCH	26,0–32,0	pg	29,4
MCHC	32,0–36,0	g/dl	34,9
Thrombozyten	150–350	$10^3/\mu l$	**13**
Leukozyten	4,0–11,0	$10^3/\mu l$	**0,15**
Retikulozyten	≤ 25	‰	7
Retikulozyten-Produktionsindex (RPI)			0,1

Beurteilung: Es liegt eine Panzytopenie vor. Eine Splenomegalie als mögliche Ursache für einen peripheren Verbrauch wurde sonografisch bereits ausgeschlossen. Eine Fülle von Differenzialdiagnosen, sowohl benigner als auch maligner Art, sind hier zu bedenken. Eine rationale Diagnostik kann die Differenzialdiagnosen rasch eingrenzen.

In dem konkreten Fall kann eine hyporegenerative, normochrome, normozytäre Anämie diagnostiziert werden. Es sollte also nach Ursachen der Bildungsstörung (Substratmangel, Infiltration des Marks, Knochenmarkinsuffizienz) gesucht werden. Darüber hinaus ist bei der hier vorliegenden, schweren Zytopenie eine Diagnostik aus dem Knochenmark indiziert.

Der RPI ist ein Maß für die Leistungsfähigkeit der Erythropoese. Er errechnet sich nach folgender Formel:

$$RPI = \frac{\text{Retikulozytenzahl}(\%) \times \text{Hämatokrit}(l/l)}{\text{shift}(d) \times 0,45(l/l)}$$

Unter „shift" versteht man die Reifungszeit der Erythrozyten in Tagen, die wiederum vom Hämatokrit anhängig ist. Als Wert für shift ist einzusetzen:

Hämatokrit (l/l)	shift (d)
0,45	1,0
0,35	1,5
0,25	2,0
0,15	2,5

Der „ideale" RPI beim Gesunden ohne Anämie ist 1. Liegt eine Anämie vor, kann mit dem RPI zwischen einer die Anämie suffizient kompensierenden Erythropoese (hyperregenerativ; RPI > 2) und einer insuffizient kompensierenden Erythropoese im Sinne einer Bildungsstörung (hyporegenerativ; RPI < 2) unterschieden werden.

20.2　Aufgabe 2

Sie erhalten die von Ihnen angeforderte laborchemische Diagnostik (siehe Tab. 20.2). Bitte beurteilen Sie die Ergebnisse. Welche Diagnostik sollte sich unmittelbar anschließen?

Befund: Die Erythrozytenmorphologie zeigt unspezifische Veränderungen. Auffällig sind das verminderte Haptoglobin, die leicht erhöhte LDH und das leicht erhöhte Bilirubin als Hinweise auf eine (eher geringgradige) Hämolyse. Es finden sich keine Fragmentozyten, die ein Hinweis auf eine mikroangiopathische hämolytische Anämie (MAHA; siehe Kap. 21) wären. Ein Vitamin-B12- oder Folsäuremangel als Ursache der Panzytopenie liegt nicht vor. Hier wäre auch eine makrozytäre Anämie zu erwarten gewesen.

Beurteilung: Insgesamt scheint also eine Kombination aus einer Hämolyse und einem gleichzeitig insuffizienten Knochenmark vorzuliegen. Eine weitergehende Diagnostik ist anzuraten. Zum Ausschluss einer autoimmunen Genese der Hämolyse sollte ein direkter Coombs-Test angefertigt werden. Eine hinreichende Erklärung für die Panzytopenie ergibt sich aus den hier gemessenen Parametern nicht. Daher sollte die Knochenmarkdiagnostik eingeleitet werden.

20.3　Aufgabe 3

Sie klären den Patienten auf und bestellen ihn für den Folgetag zur Knochenmarkpunktion ein, die Sie komplikationslos durchführen. Die histologische Diagnostik versenden Sie an ein externes Labor. Die Ausstrichpräparate (siehe Abb. 20.1) können Sie in Ihrem eigenen Labor färben lassen und können kurz nach Durchführung

Tab. 20.2 Zusätzliche angeforderte laborchemische Diagnostik (pathologische Werte sind fett gedruckt)

Parameter	Referenz	Einheit	Wert
Anisozytose			++
Poikilozytose			+
Fragmentozyten o/oo		o/oo	0
Haptoglobin	0,14–2,58	g/l	**<0,04**
Aktives Vit. B12 (Holotranscobalamin)	≥ 50	pmol/l	118,7
Folsäure	3,1–20,5	µg/l	18,3
Laktatdehydrogenase (LDH)	125–250	U/l	**289**
Bilirubin, gesamt	0,3–1,2	mg/dl	**1,4**

der Punktion die Befundung vornehmen. **Zwischenzeitlich erhalten Sie den Befund des direkten Coombs-Tests: negativ.**

Befund:

Ausstrich- und Färbequalität	Gut
Zellularität (nach CALGB)	Vermindert (1 + nach CALGB)
Megakaryopoese	Megakaryozyten nicht nachweisbar
Erythropoese	Erythropoese hochgradig vermindert.
Granulopoese	Granulozytopoese hochgradig vermindert.
Sonstiges	Einige Plasmazellen, relative Lymphozytose kein Nachweis von Blasten
Beurteilung	Hypoplastisches Knochenmark, das morphologisch mit der Diagnose einer Aplastischen Anämie vereinbar ist.

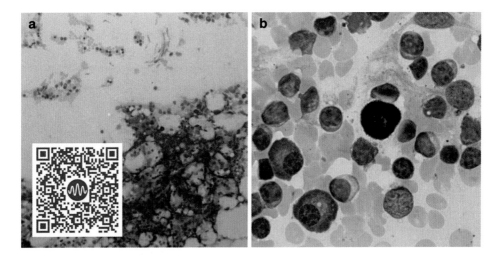

Abb. 20.1 Knochenmarkausstrich (May-Grünwald-Färbung, a 10-, b 40-fache Vergrößerung); mit freundlicher Genehmigung des UMG-L

20.4   Aufgabe 4

Die Diagnose einer aplastischen Anämie geht häufig mit einer paroxysmalen nächt-
lichen Hämoglobinurie einher. Bei Ihrem Patienten sollten Sie bei Nachweis einer
Coombs-negativen Hämolyse unbedingt eine Diagnostik einleiten. Erläutern Sie den
Pathomechanismus einer PNH. Wie können Sie die Diagnose stellen?

Ursächlich für die PNH ist eine Mutation im PIG-A-Gen. Das Genprodukt ist für
eine Verankerung von komplementinhibierenden Faktoren auf der Zelloberfläche verantwortlich. Fehlt deren inhibitorischer Einfluss, tritt durch das körpereigene Komple-
mentsystem die Zelllyse ein (Rosse 1989). Als Standarddiagnostik gilt die Durchflusszytometrie an peripherem Blut zum Nachweis eines GPI-Anker-Defekts. Hierbei werden
Antikörper gegen an den GPI-Anker angehängte Antigene (CD59 und CD55) oder Antikörper gegen den GPI-Anker (FLAER-Antikörper) selbst eingesetzt. Fehlen verankerte
Antigene oder kann der GPI-Anker nicht nachgewiesen werden, spricht der Befund für
eine PNH, wobei die Diagnose nur gestellt werden kann, wenn mindestens zwei Zelllinien betroffen sind und mindestens zwei Untersuchungen das Fehlen des GPI-Ankers
bestätigt haben.

20.5   Aufgabe 5

Befunden Sie nun die Scattergramme (siehe Abb. 20.2).

Befund: Nachweis eines PNH-Klons in 5 % der Erythrozyten (a; b), 99 % der Granulozyten (Typ II 1 %; Typ III 99 %; d) und 100 % der Monozyten (c). Es wurden FLAER
und GPI-Marker untersucht.

Beurteilung: Nachweis von PNH-Klonen in drei untersuchten Zellreihe mit den o.g.
Klongrößen.

20.6   Aufgabe 6

Die Diagnose einer PNH ist gesichert. Sowohl der klinische Verlauf, die erhobenen
Laborparameter als auch der Befund der Knochenmarkaspiration lassen zusätzlich die Diagnose einer aplastischen Anämie vermuten. Kennen Sie die Diagnosekriterien?

Die Diagnose erfordert das gleichzeitige Vorliegen einer Panzytopenie (Hämoglobin
< 10 g/dl, Thrombozyten $< 50 \times 10^6/\mu l$, neutrophile Granulozyten $< 1{,}5 \times 10^6/\mu l$) mit
einem anhaltenden und ungeklärten hypozellulären Knochenmark (Killick et al. 2016).
Klare Diagnosekriterien oder spezifische Marker, um die Diagnose sicher stellen zu

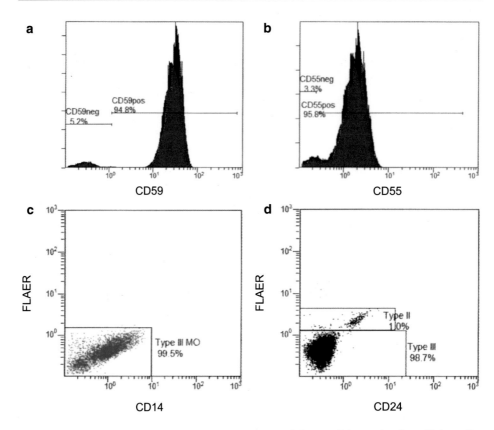

Abb. 20.2 Durchflusszytometrische Analyse von peripherem Blut; mit freundlicher Genehmigung des UMG-L

können, existieren nicht. Vielmehr müssen Differenzialdiagnosen, insbesondere eine Knochenmarkinfiltration oder Knochenmarkfibrose sicher ausgeschlossen werden, um die Diagnose der aplastischen Anämie als Ausschlussdiagnose stellen zu können. Große Überschneidungen existieren zwischen einer aplastischen Anämie und einem hypoplastischen myelodysplastischen Syndrom. Hier kann neben den morphologischen Unterschieden die zyto- und molekulargenetische Diagnostik hilfreich sein (Rovó et al. 2013).

20.7   Aufgabe 7

Kennen Sie eine Klassifikation der aplastischen Anämie? Nehmen Sie eine Zuteilung vor.

Folgende Kriterien (siehe Tab. 20.3) werden für eine Unterteilung des Schweregrads für die Klassifikation der aplastischen Anämie herangezogen. Es gehen die absoluten

Tab. 20.3 Camitta-Kriterien zur Einteilung der aplastischen Anämie (zwei von drei Kriterien müssen erfüllt sein) (2)

	Neutrophile Granulozyten	Thrombozyten	Retikulozyten
Nicht schwere AA	Kriterien einer sehr schweren oder schweren AA werden nicht erfüllt		
Schwere AA	< 0,5 G/l	< 20 G/l	< 60 G/l
Sehr schwere AA	< 0,2 G/l (obligat)	< 20 G/l	< 60 G/l

neutrophilen Granulozyten, die Thrombozyten und die absolute Anzahl der Retikulozyten ein.

Bei dem Patienten liegt eine sehr schwere aplastische Anämie vor.

Weiterer Verlauf: Sie stellen den Patienten in einem hämatologischen Zentrum vor, um dort die weitere Therapie durchführen zu lassen.

Keyfacts

- Bei Vorliegen einer Anämie kann der RPI wichtige Informationen hinsichtlich der Ursache liefern.
- Liegt gleichzeitig zu einer Hämolyse eine Knochenmarkinsuffizienz vor, kann die Anämie hyporegenerativ sein, bei suffizientem Mark hingegen ist sie bei einer Hämolyse hyperregenerativ.
- Die Diagnose einer PNH erfolgt durchflusszytometrisch.
- Die Camitta-Kriterien sind wichtig für die Klassifikation der aplastischen Anämie.

Literatur

Rosse WF (September 1989) Paroxysmal nocturnal hemoglobinuria: the biochemical defects and the clinical syndrome. Blood Rev 3(3):192–200.

Killick SB, Bown N, Cavenagh J, Dokal I, Foukaneli T, Hill A (Januar 2016) u. a. Guidelines for the diagnosis and management of adult aplastic anaemia. Br J Haematol 172(2):187–207.

Rovó A, Tichelli A, Dufour C (Februar 2013) SAA-WP EBMT. Diagnosis of acquired aplastic anemia. Bone Marrow Transplant 48(2):162–167.

Blutungsneigung bei einer 24-jährigen Patientin

21

Sie sind als Arzt in der Zentralen Notaufnahme eines Krankenhauses der Maximalversorgung tätig. Es stellt sich eine 24-jährige Patientin mit starker Hämatomneigung vor.

Anamnese: Seit einigen Tagen habe die Patientin eine vermehrte Hämatomneigung bemerkt, ohne dass adäquate Auslöser bemerkbar gewesen seien. Seit zwei Tagen bestehe zusätzlich eine verstärkte Regelblutung. Mit Ausnahme eines Nikotinabusus ist die weitere Anamnese unauffällig. Keine regelmäßige Einnahme von Medikamenten.

Körperlicher Untersuchungsbefund: Der internistische und neurologische Untersuchungsbefund stellt sich mit Ausnahme der Hämatome unauffällig dar. ◄

21.1 Aufgabe 1

Nachdem Sie die Anamnese und körperliche Untersuchung abgeschlossen haben, können Sie erste Blutparameter einsehen (siehe Tab. 21.1). Bitte befunden und beurteilen Sie die Ergebnisse.

Befund: Das Blutbild weist eine ausgeprägte Thrombozytopenie und Anämie auf, Letztere ist normochrom und normozytär. Die Leukozyten sind quantitativ unauffällig.

N. Brökers und J. Schanz, *Diagnostische Pfade in der Hämatologie,*
https://doi.org/10.1007/978-3-662-69473-2_21

Tab. 21.1 Blutbild bei Aufnahme (pathologische Werte sind fett gedruckt)

Parameter	Referenz	Einheit	Wert
Hämoglobin	13,5–17,5	g/dl	**8,0**
Hämatokrit	39–51	%	**23,2**
Erythrozyten	4,4–5,9	$10^6/\mu l$	**2.5**
MCV	81–95	fl	93
MCH	26,0–32,0	pg	29
MCHC	32,0–36,0	g/dl	34,7
Thrombozyten	150–350	$10^3/\mu l$	**14**
Leukozyten	4,0–11,0	$10^3/\mu l$	7,7

Beurteilung: Führend ist die ausgeprägte Thrombozytopenie. Die Unterscheidung zwischen einer Bildungsstörung, einem erhöhten peripheren Verbrauch oder einer Kombination aus beidem kann mit den vorliegenden Befunden nicht getroffen werden. Eine Pseudothrombozytopenie sollte unbedingt ausgeschlossen werden.

21.2   Aufgabe 2

Was verstehen Sie unter dem Begriff Pseudothrombozytopenie? Wie schließen Sie diese aus?

Eine Pseudothrombozytopenie liegt vor, wenn bei normwertigen Thrombozyten eine falsch-niedrige Thrombozytenzahl ausgegeben wird. Kommt es im Zuge des Abnahmeprozesses zu einer ungenügenden Vermengung des Blutes mit dem Antikoagulans, kann es ex vivo zum *Clotting* und damit Verbrauch von Thrombozyten kommen. Alternativ können thrombozytäre Autoantikörper für eine Aggregatbildung verantwortlich sein, die nur in Anwesenheit von EDTA reagieren (ca. 0,1 % der Fälle). Um eine Pseudothrombozytopenie auszuschließen, wird Citrat als alternatives Antikoagulans gewählt und der Blutausstrich erneut maschinell vermessen und/oder mikroskopiert. (Bartels et al. 1997; Fiorin et al. 1998) Alternativ stehen Röhrchen mit magnesiumbasierter Stabilisatorlösung zur Verfügung, die ebenfalls die EDTA-vermittelte Thrombozytenaggregation verhindern sollen.

21.3   Aufgabe 3

Bitte befunden und beurteilen Sie den peripheren Blutausstrich (siehe Abb. 21.1).

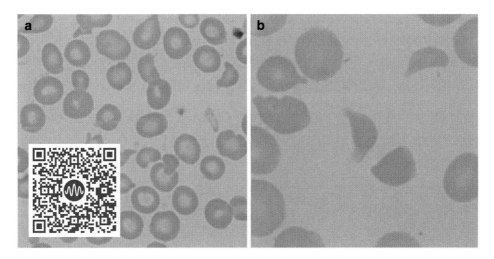

Abb. 21.1 Peripherer Blutausstrich (May-Grünwald-Färbung, a 40- und b 100-fache Vergrößerung); mit freundlicher Genehmigung des UMG-L

Befund: Die Leukozyten sind in der qualitativen und quantitativen Analyse unauffällig. Die Thrombozyten sind quantitativ erniedrigt, morphologisch unauffällig. Eine Thrombozytenballung liegt nicht vor. Die Erythrozyten weisen eine geringe Poikilozytose und Polychromasie auf. Es zeigen sich zahlreiche Targetzellen. Auffällig ist der deutliche Nachweis von Fragmentozyten.

Beurteilung: Der mikroskopische Befund ist vereinbar mit einer mikroangiopathischen hämolytischen Anämie (MAHA) mit Thrombozytopenie.

21.4   Aufgabe 4

Bei einer MAHA kommt es durch eine mechanische Scherung der Erythrozyten zu deren Zerstörung. Welche weiteren Laborparameter sind wahrscheinlich pathologisch verändert?
Bei der MAHA handelt es sich um eine nicht Antikörper-vermittelte Hämolyse, sodass der direkte Coombs-Test (DAT) negativ ausfällt. Weiterhin sind klassische laborchemische Parameter einer Hämolyse auffällig (Erhöhung indirektes Bilirubin, Erniedrigung von Haptoglobin, Erhöhung der LDH). Die Retikulozytenzahl ist im Allgemeinen erhöht, da das Knochenmark nicht betroffen ist und somit keine Insuffizienz aufweist.

Sie lassen die genannten Parameter vermessen und erhalten kurze Zeit später die Ergebnisse (siehe Tab. 21.2). Der direkte Coombs-Test fällt negativ aus.

Tab. 21.2 Ergänzende Laborparameter (pathologische Werte sind fett gedruckt)

Parameter	Referenz	Einheit	Wert
Retikulozyten	≤25	‰	**122**
Retikulozyten-Produktionsindex (RPI)			**3,0**
Kreatinin	0,70–1,20	mg/dl	**0,78**
Bilirubin, indirekt	0,3–1,2	mg/dl	**4,5**
Haptoglobin	0,14–2,58	g/l	**< 0,04**
Laktatdehydrogenase (LDH)	125–250	U/l	**752**

21.5   Aufgabe 5

Die Konstellation haben Sie richtigerweise mit einer MAHA mit Thrombozytopenie in Verbindung gebracht. Sie unterscheiden zwischen primären thrombotisch-mikroagiopathisch(TMA)-assoziierten Syndromen (z. B. hämolytisch-urämisches Syndrom oder thrombotisch-thrombozytopenische Purpura - TTP) sowie einer MAHA auf dem Boden einer anderen Erkrankung. An welche Differenzialdiagnosen denken Sie, die Sie nun ausschließen müssen?
Die möglichen einer MAHA mit Thrombozytopenie zugrundeliegenden Erkrankungsbilder sind vielfältig und können akut und plötzlich oder schleichend auftreten. Folgende Zusammenstellung stellt mögliche Differenzialdiagnosen dar und hat keinen Anspruch auf Vollständigkeit (siehe Tab. 21.3) (George und Nester 2014; Thomas und Scully 2021).

Tab. 21.3 Mögliche Differenzialdiagnosen einer MAHA

Differenzialdiagnose	Notwendige Diagnostik
Maligne Hypertonie	Blutdruckmessung
Präeklampsie/HELLP	Anamnese, Blutdruckmessung, Untersuchung auf Proteinurie sowie weitere Labordiagnostik (u. a. Blutbild, Kreatinin, Leberfermente)
Klappenvitien	Körperliche Untersuchung, transthorakale Echokardiografie
Autoimmunerkrankung	Rheumatologische Diagnostik einschließlich Labordiagnostik (u. a. Anti-dsDNA, C3, C4, ANA)
Medikamenten-induziert	Medikamentenanamnese
Vitamin-B12-Mangel	Holotranscobalamin
Disseminierte intravasale Gerinnung	DIC-Score, Gerinnungsstatus, klinische Untersuchung
Malignom	Anamnese, körperliche Untersuchung, ggf. gezielte weiterer Diagnostik

21.6   Aufgabe 6

In Zusammenschau der Klinik, der Anamnese sowie der erhobenen Laborparameter handelt es sich um einen akuten Notfall, sodass Sie die Verlegung auf eine Intensivstation veranlassen. Sowohl in der körperlichen Untersuchung als auch in der Anamnese lässt sich eine zugrundeliegende Erkrankung nicht fassen, sodass ein primäres TMA-assoziiertes Syndrom vorliegen kann. Kennen Sie den PLASMIC Score? Wozu wird der Score benutzt und welche Parameter fließen ein?
Die TTP stellt eine mögliche Erkrankung dar, die zu den primären TMA-assoziierten Syndromen gezählt wird. Liegt diese vor, ist die umgehende Einleitung einer Plasmaaustauschtherapie einzuleiten.

Bei dem Erkrankungsbild der TTP liegt eine Aktivitätsminderung des ADAMTS13-Proteins vor. Das ADAMTS13-Protein ist eine Protease, die den von-Willebrand-Faktor in kleine Fragmente spaltet und so dessen Akkumulation verhindert. Im Falle eines ADAMTS13-Mangels, der erworben (sekundär) oder angeboren (hereditär) sein kann, kommt es zu einem Anstieg großer von-Willebrand-Multimere, die zu einer Thrombozytenaktivierung und intravasalen Thrombenbildung führen. Die für die sichere Diagnosestellung notwendige Aktivitätsmessung ist nur in wenigen spezialisierten Laboren verfügbar. Der PLASMIC Score wurde entwickelt, um ohne großen Zeitverlust die Wahrscheinlichkeit einer Aktivitätsminderung der ADAMTS13 zu ermitteln und so das Risiko einer TTP abzuschätzen. Tab. 21.4 listet die Parameter auf, die in den Score einfließen (Bendapudi et al. 2017).

Ab sechs Punkten liegt eine hohe Wahrscheinlichkeit für eine TTP vor. Unter der Annahme, dass die Patientin einen erniedrigten INR-Wert aufweist, werden sechs Punkte in dem PLASMIC Score erreicht, sodass eine hohe Wahrscheinlichkeit für einen *ADAMTS13* -Mangel (*ADAMTS13*-Aktivität < 10 %) vorliegt.

Bevor Sie eine Plasmaaustauschtherapie sowie Immunsuppression mit Steroiden und Therapie mit Caplacizumab einleiten, gewinnen Sie Blutproben für die weitere Diagnos-

Tab. 21.4 PLASMIC Score (erfüllte Kriterien fett gedruckt)

	Punkte
Thrombozytenzahl < 30 × 10^3/µl	1
Hämolysezeichen (Retikulozyten > 2,5 ‰, Haptoglobin erniedrigt, ind. Bilirubin > 2,0 mg/dl)	1
Keine aktive Krebserkrankung	1
Keine Stammzell- oder Organtransplantation in der Vergangenheit	1
MCV < 90 fl	1
INR < 1,5	1
Kreatinin <2,0 mg/dl	1

tik (u. a. *ADAMTS13*-Aktivitätsmessung und -Antikörperbestimmung). Einige Tage später erhalten Sie das Ergebnis der *ADAMTS13*-Analyse:

ADAMTS13-Antikörper	36,8 U/ml	[norm: <12 U/ml]
ADAMTS13-Aktivität	0,01 IU/ml, entspricht Aktivität 1 %	[norm: 0,4–1,3 U/ml]
ADAMTS13-Antigen	0,02 IU/ml	[norm: 0,41–1,41 U/ml]

Beurteilung: *ADAMTS13*-Aktivität und -Antigen stark vermindert; Nachweis *ADAMTS13*-Antikörper. Der Befund ist vereinbar mit einer erworbenen TTP.

Weiterer Verlauf: Unter den von Ihnen eingeleiteten therapeutischen Maßnahmen stabilisiert sich die Patientin rasch und kann zügig auf eine Normalstation verlegt werden. Unter engmaschigem Monitoring kann die Therapie im Verlauf deeskaliert werden und die Patientin die Klinik verlassen. Sie befindet sich in einer ambulanten Nachsorge.

Keyfacts

- Die Trias Anämie, Thrombozytopenie und Hämolyse ist immer dringend verdächtig auf eine TMA.
- Diagnostisch wegweisend ist der Blutausstrich mit dem Nachweis von Fragmentozyten.
- Klinisch dominieren neurologische Symptome sowie die sich entwickelnde Niereninsuffizienz.
- Die Verminderung oder das Fehlen von *ADAMTS13* sind pathophysiologisch Ursächlich für die TMA. Es gibt hierbei hereditäre und erworbene Formen.

Literatur

Bartels PC, Schoorl M, Lombarts AJ (November 1997) Screening for EDTA-dependent deviations in platelet counts and abnormalities in platelet distribution histograms in pseudothrombocytopenia. Scand J Clin Lab Invest 57(7):629–636

Bendapudi PK, Hurwitz S, Fry A, Marques MB, Waldo SW, Li A (2017) u. a. Derivation and external validation of the PLASMIC score for rapid assessment of adults with thrombotic microangiopathies: a cohort study. Lancet Haematol 4(4):e157–164

Fiorin F, Steffan A, Pradella P, Bizzaro N, Rocco P, De Angelis V (1998) IgG platelet antibodies in EDTA-dependent pseudothrombocytopenia bind to platelet membrane glycoprotein IIb. Am J Clin Pathol 110(2):178–183

George JN, Nester CM (2021) Syndromes of thrombotic microangiopathy. N Engl J Med 371(7):654–666

Thomas MR, Scully M (2021) How I treat microangiopathic hemolytic anemia in patients with cancer. Blood 137(10):1310–1317

Sie sind in einer hämatologischen Praxis mit eigenem Labor tätig. Durch eine Hausärztin wird Ihnen eine 73-jährige Patientin zur Abklärung einer Anämie zugewiesen.

Anamnese: Seit mehreren Monaten sei eine zunehmende Abgeschlagenheit eingetreten. Im Verlauf sei die Vorstellung bei der betreuenden Hausärztin erfolgt. Es zeigte sich eine ausgeprägte und zunehmende Anämie. Ein Vitamin B12-, Folsäure- oder Eisenmangel wurde bereits ausgeschlossen. Die Anamnese ist ohne Auffälligkeiten, insbesondere werden Blutungszeichen negiert. Kontakt zu Gefahrenstoffen wird verneint.

Körperlicher Untersuchungsbefund: Der internistische Untersuchungsbefund ist mit Ausnahme einer generellen Blässe unauffällig. ◄

22.1 Aufgabe 1

Sie lassen ein maschinelles Blutbild mit Differenzierung bestimmen (siehe Tab. 22.1) und einen Blutausstrich anfertigen (siehe Abb. 22.1). Bitte befunden und beurteilen Sie.
Es zeigt sich eine ausgeprägte hyperchrome und makrozytäre Anämie. Daneben imponiert eine Verminderung der segmentkernigen Granulozyten mit daraus folgender, relativer Lymphozytose. Eine absolute Lymphozytose besteht nicht (51 % von 2,76 Leukozyten/µl Blut entspricht $1{,}40 \times 10^3$ Lymphozyten/µl Blut, der Referenzwert für Erwachsene beträgt $1{,}2\text{–}3{,}5 \times 10^3$/µl Blut).

Tab. 22.1 Blutbild bei
Erstkontakt (pathologische
Werte sind fett markiert)

Parameter	Referenz	Einheit	Wert
Hämoglobin	11,5–15,0	g/dl	**7,4**
Hämatokrit	35–46	%	**21,5**
Erythrozyten	3,9–5,1	$10^6/\mu l$	**1,83**
MCV	81–95	fl	**117**
MCH	26,0–32,0	pg	**40,3**
MCHC	32,0–36,0	g/dl	34,4
Thrombozyten	150–350	$10^3/\mu l$	324
Leukozyten	4,0–11,0	$10^3/\mu l$	**2,76**
Normo-/Erythroblasten	< 1	%	0
Blasten	< 1	%	0
Stabkernige	≤ 8	%	5
Segmentkernige	40–76	%	**36**
Lymphozyten	20–45	%	**51**
Monozyten	3–13	%	12
Eosinophile	≤ 8	%	2
Basophile	0–1	%	1

Befund: Ausgeprägte Aniso- und Poikilozytose. Thrombanisozytose. Nachweis von Makrothrombozyten. Leukozyten entsprechen der maschinellen Differenzierung. Die Granulozyten sind häufig hypogranuliert. Es finden sich Pseudo-Pelger-Formen. Kein Nachweis von Blasten im peripheren Blut.

Beurteilung: Es ergibt sich aufgrund der multiliniären Dysplasie im peripheren Blutausstrich der Verdacht auf ein myelodysplastisches Syndrom. Eine weiterführende Diagnostik sollte sich daher anschließen.

22.2   Aufgabe 2

Welche Auffälligkeiten können Sie an den Zellen des peripheren Bluts bei einer myelodysplastischen Neoplasie erkennen?

- Blastengehalt
- Granulozyten: Nachweis Pseudo-Pelger-Zellen oder Hypo- oder Degranulationen

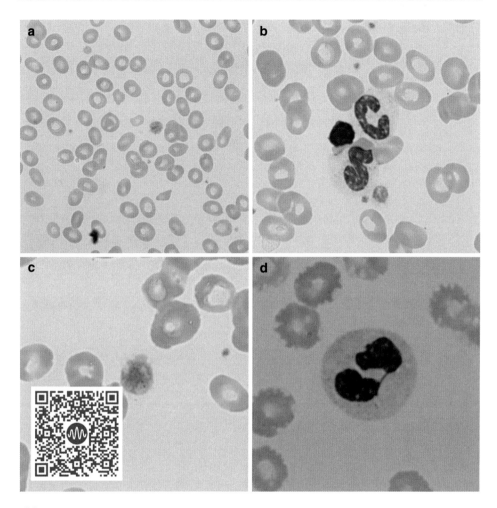

Abb. 22.1 Ausstrichpräparat peripheres Blut (May-Grünwald-Färbung, a 10-, b und c 40-, d 100-fache Vergrößerung); mit freundlicher Genehmigung des UMG-L

- Erythrozyten: Poikilozytose, Anisozytose, Polychromasie, morphologische Auffälligkeiten (dimorphe Erythrozyten, Polychromasie, Hypochromasie, Megalozyten, basophile Tüpfelung, rotkernige Vorläuferzellen, Tränentropfenzellen, Ovalozyten, Fragmentozyten)
- Thrombozyten: Anisozytose, Makrothrombozyten

Adaptiert nach Bernard et al. 2022

22.3   Aufgabe 3

Sie führen eine Knochenmarkpunktion durch. Welche Auffälligkeiten würden sie bei einem MDS erwarten?

- Erhöhte Zellularität
- Erhöhter Blastenanteil
- Erythrozytäre Entwicklung: megaloblastäre Veränderungen, Mehrkernigkeit, Kernabsprengungen, Kernbrücken, Kernentrundungen, atypische Mitosen,
- Thrombozytäre Entwicklung: Mikromegakaryozyten, mononukleäre Megakaryozyten, isoliert liegende Kerne
- Granulozytäre Entwicklung: Hyperplasie, Linksverschiebung, Auer-Stäbchen, Hypo- oder Degranulationen

Adaptiert nach Bernard et al. 2022

22.4   Aufgabe 4

Bitte befunden und beurteilen Sie das Präparat aus dem Knochenmark (siehe Abb. 22.2).

Befund:

Ausstrich- und Färbequalität	Gut
Zellularität (nach CALGB)	Normozellulär (2+ nach CALGB)
Megakaryopoese	Die Megakaryopoese ist insgesamt gesteigert. Nachweis von Mikromegakaryozyten und Megakaryozyten mit doppelten (Eulenaugenzelle) oder mehreren runden Einzelkernen. Deren Anteil beträgt >10 % aller Megakaryozyten.
Erythropoese	Die Erythropoese ist dysplastisch. Es finden sich Kernentrundungen, Doppelkernigkeit und Kernabsprengungen in >10 % der Zellen der Erythropoese.
Granulopoese	Nachweis der Ausreifung bis zum segmentkernigen Granulozyten. Es finden sich hypogranulierte Granulozyten und Pseudo-Pelger-Formen und andere Kernsegmentierungsstörungen in >10% aller Zellen der Granulopoese.
Sonstiges	Der Blastenanteil ist bei 500 ausgezählten Zellen nicht erhöht und liegt bei 1%. Keine Vermehrung von Lymphozyten oder Plasmazellen. In der Eisenfärbung (nicht digitalisiert) findet sich keine Vermehrung des Speichereisens. Ringsideroblasten sind nicht nachweisbar.
Beurteilung	Der Befund gut ist vereinbar mit einer Myelodysplastischen Neoplasie. Die typischen Dysplasien der Megakaryopoese lassen an ein MDS 5q-Syndrom nach WHO denken.

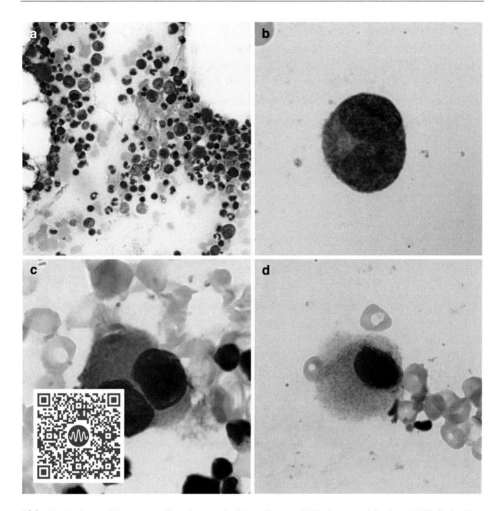

Abb. 22.2 Ausstrichpräparat Knochenmark (May-Grünwald-Färbung, a 10-, b – d 100-fache Vergrößerung); mit freundlicher Genehmigung des UMG-L

22.5 Aufgabe 5

Welche Kriterien müssen erfüllt sein, um die Diagnose eines MDS stellen zu können?

Zunächst ist die Diagnose eines MDS eine Ausschlussdiagnose und kann daher nur nach breit angelegter Diagnostik gestellt werden. Obligat sind eine Zytopenie und Dysplasiezeichen. Eine signifikante Dysplasie liegt vor, wenn > 10 % der Zellen betroffen sind. In der aktuellen Form der WHO-Klassifikation werden die MDS in morphologisch und genetisch definierte Subtypen klassifiziert. (Greenberg et al. 2012).

22.6   Aufgabe 6

**Sie lassen eine zyto- und molekulargenetische Analyse aus dem Knochenmark an-
fertigen. Es ergibt sich der folgende Befund. Passt dieser zu ihrer morphologisch
gestellten Diagnose? Warum ist es wichtig, auch eine molekulargenetische Analyse
zu veranlassen?**

Zytogenetik: 46,XX,del(5)(q13;q33)[16]/46,XX[9]
Molekulargenetik: Kein Hinweis auf Mutationen in den untersuchten Genen

Der genetische Befund passt gut und ist, unter Betrachtung des morphologischen Bildes,
nicht überraschend. Die Deletion 5q ist die häufigste Chromosomenaberration bei MDS
und findet sich in ca. 6 % aller Patienten. (Germing et al. 2012) Die Deletion 5q ist, sofern sie mit maximal einer Zusatzanomalie (die keine Monosomie 7 oder Deletion 7q
sein darf) auftritt, mit einer günstigen Prognose assoziiert. Liegen allerdings zusätzlich
Mutationen vor, kann die Prognose sich dadurch deutlich verschlechtern, beispielsweise
bei Mutationen im Gen TP53.

22.7   Aufgabe 7

**Kennen Sie das IPSS-R (International Prognostic Scoring System-Revised)? Wofür
wird dieser Score eingesetzt? Welche Parameter fließen ein? Welche Prognose liegt
bei der Patientin vor?**
    Der IPSS-R wurde 2012 publiziert und inkludiert zytogenetische (z. B. wird ein kom-
plexer Karyotyp mit einem hohen Score bedacht) und labordiagnostische (Blastengehalt im Knochenmark, Hämoglobin-, Thrombozyten- und Granulozytenwert) Befunde.
(Khoury et al. 2022) Über die Zuteilung in eine der fünf Risikogruppen (*very low, low,
intermediate, high und very high risk*) kann eine Einschätzung zur Gesamtprognose bzw.
zum Risiko des Übergangs in eine akute myeloische Leukämie vorgenommen werden.
(Germing et al. 2012) Der IPSS-M (*International Prognostic Scoring System-Molecular*)
berücksichtig zusätzlich molekulargenetische Befunde, wurde 2022 publiziert und ist
mittlerweile als Standard anzusehen (Schanz et al. 2012).
    Für unsere Patientin würde sich ein Score-Wert von 2,5 Punkten errechnen, somit fällt
die Patientin in die Risikokategorie „low". Diese Gruppe zeigt ein medianes Überleben von
5,3 Jahren und ein niedriges Risiko, in eine AML zu transformieren (Schanz et al. 2012).

Weiterer Verlauf: Die Patientin hat ein Niedrigrisiko-MDS mit einer Deletion 5q sowie
einer transfusionspflichtigen Anämie. Daher ist eine Therapie mit Lenalidomid indiziert.

Keyfacts

- MDS sind klinisch durch variable Zytopenien mit den entsprechend zugehörigen Symptomen (Infekt- und Blutungsneigung, Anämiesymptomatik) gekennzeichnet.
- Die Diagnose der MDS erfolgt morphologisch und genetisch.
- Um Dysplasien in einer Zellreihe nachzuweisen, müssen diese in mindestens 10 % der Zellen einer Zellreihe nachweisbar sein.
- Bei der Erstdiagnose eines MDS ist die Eisenfärbung mit der Frage nach Ringsideroblasten obligat.

Literatur

Bernard E, Tuechler H, Greenberg PL, Hasserjian RP, Arango Ossa JE, Nannya Y (2022), u. a. Molecular international prognostic scoring system for myelodysplastic syndromes. NEJM Evidence [Internet]. (7). https://evidence.nejm.orghttps://doi.org/10.1056/EVIDoa2200008.. Zugegriffen: 20. März 2024
Greenberg PL, Tuechler H, Schanz J, Sanz G, Garcia-Manero G, Solé F (2012) u. a. Revised international prognostic scoring system for myelodysplastic syndromes. Blood 120(12):2454–2465
Germing U, Strupp C, Giagounidis A, Haas R, Gattermann N, Starke C (2012) u. a. Evaluation of dysplasia through detailed cytomorphology in 3156 patients from the Düsseldorf Registry on myelodysplastic syndromes. Leuk Res 36(6):727–734
Khoury JD, Solary E, Abla O, Akkari Y, Alaggio R, Apperley JF (2022) u. a. The 5th edition of the World Health Organization Classification of Haematolymphoid Tumours: Myeloid and Histiocytic/Dendritic Neoplasms. Leukemia 36(7):1703–1719
Schanz J, Tüchler H, Solé F, Mallo M, Luño E, Cervera J (2012) u. a. New comprehensive cytogenetic scoring system for primary myelodysplastic syndromes (MDS) and oligoblastic acute myeloid leukemia after MDS derived from an international database merge. J Clin Oncol. 30(8):820–829

Obstipationsneigung und Gewichtsverlust bei einer 63-jährigen Frau

---

Fallbeispiel

Sie arbeiten als Arzt im hämatologischen Labor eines Krankenhauses der Maximalversorgung. Aus einem anderen Krankenhaus werden Ihnen ein peripherer Blutausstrich sowie Knochenmarkausstrichpräparate zugesandt. Dem Begleitschein können Sie entnehmen, dass die Knochenmarkpunktion bei einer 63-jährigen Patientin vorgenommen wurde, die sich mit einer Obstipationsneigung und Gewichtsverlust (sechs kg in drei Monaten) stationär vorstellte und es besteht der Verdacht eines Lymphoms. ◄

23.1 Aufgabe 1

Bitte befunden und beurteilen Sie die Ausstrichpräparat (peripheres Blut: siehe Abb. 23.1; Knochenmark: siehe Abb. 23.2).

Peripherer Blutausstrich: Erythrozytenmorphologie: Diskrete Anisozytose, ansonsten regelrecht. Thrombozyten quantitativ und morphologisch regelrecht. Die Leukozyten sind quantitativ leicht vermehrt. In der Differenzialverteilung quantitativ und zytomorphologisch regelrechte Granulozyten und Monozyten. Es imponiert eine Population mittelgroßer Zellen mit z. T. atypischen Kernen, die a.e. der lymphatischen Linie zugeordnet werden können. Darüber hinaus zeigt sich eine blastäre Population, die etwa 10 % der Zellen ausmacht. Die blastäre Population zeigt sich mittelgroß mit z. T. irregulären Kernen und deutlichen Nukleoli.

N. Brökers und J. Schanz, *Diagnostische Pfade in der Hämatologie*,
https://doi.org/10.1007/978-3-662-69473-2_23

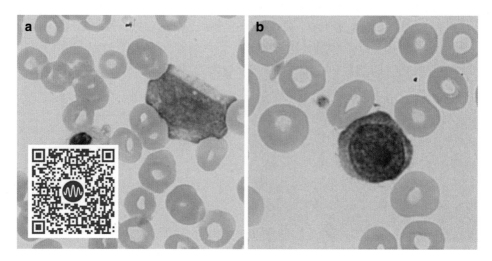

Abb. 23.1   Peripherer Blutausstrich (May-Grünwald-Färbung, a und b 100-fache Vergrößerung);
mit freundlicher Genehmigung des UMG-L

Befund:

Ausstrich- und Färbequalität	Gut
Zellularität (nach CALGB)	Hyperzellulär (3 + nach CALGB)
Megakaryopoese	Quantitativ und qualitativ unauffällig
Erythropoese	Vermindert und qualitativ unauffällig
Granulopoese	Vermindert und qualitativ unauffällig
Sonstiges	Es findet sich eine hochgradige Infiltration durch eine blastäre Population. Die Zellen weisen eine variable Größe, teilweise irreguläre Kerne und z.T. Nukleolen auf. Der Anteil der Zellen beträgt ca. 80 %.
Beurteilung	Knochenmarkinfiltration durch eine blastäre Zellpopulation. Die vorhandene Ausreifung der Hämatopoese spricht gegen eine akute Leukämie. Es besteht der Verdacht einer leukämisch verlaufenden, blastären Variante einer lymphatischen Neoplasie.

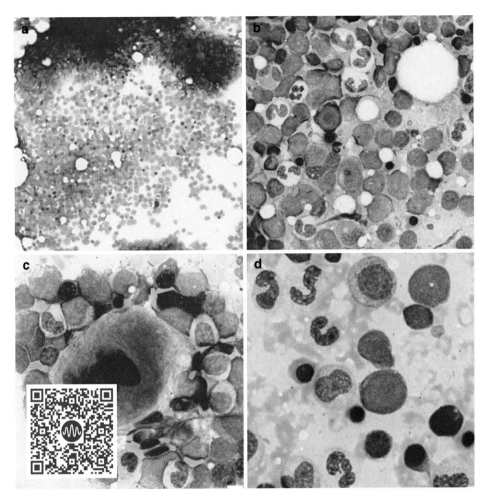

Abb. 23.2 Ausstrichpräparat Knochenmark (May-Grünwald-Färbung, a 10-, b 40-, c 40- und d 100-fache Vergrößerung); mit freundlicher Genehmigung des UMG-L

23.2 Aufgabe 2

Um eine qualitative Aussage treffen zu können, lassen Sie eine durchflusszytometrische Analyse aus dem Knochenmarkblut durchführen. Welche Markerkonstellation ist charakteristisch für eine Infiltration durch ein Mantelzelllymphom? Bitte befunden und beurteilen Sie folgende Scattergramme (siehe Abb. 23.3)

Ein Mantelzelllymphom zeigt in der Durchflusszytometrie klassischerweise folgenden Phänotyp: aberrante Expression von CD5, Leichtkettenrestriktion vom Typ Kappa oder Lambda, CD19+, CD20+, CD23−, CD200−.

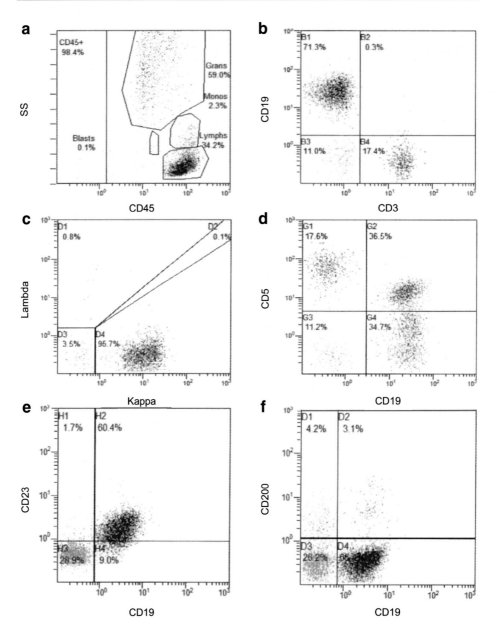

Abb. 23.3 Durchflusszytometrische Analyse von peripherem Blut; mit freundlicher Genehmigung des UMG-L

Befund: Im immunologischen Lymphozytengate liegen 34 % der Zellen (a). Diese sind zu 71 % B- und zu 17 % T-Zellen (b). Es findet sich eine Population pathologischer B-Zellen mit folgendem Immunphänotyp: CD5 +(d), CD19 +(d), CD23 +(e), CD200 − (f). Es besteht eine Kappa-Leichtkettenrestriktion mit schwacher Fluoreszenzintensität (c).

Beurteilung: Nachweis der KM-Infiltration durch eine pathologische B-Zellpopulation mit o.g. Phänotyp. In der Zusammenschau ist der Befund mit einem Mantelzelllymphom vereinbar, wenngleich sich CD23 positiv zeigt. Diese Konstellation ist insbesondere bei einer blastoiden Variante beschrieben (Geisler et al. 2010). Der Anteil pathologischer Zellen (CD5/CD19-positiv) beträgt 37 %.

23.3 Aufgabe 3

Sowohl der morphologische Befund als auch die Durchflusszytometrie sprechen für eine blastoide Variante eines Mantelzelllymphoms. Beschreiben Sie die typische Morphologie des klassischen Mantelzelllymphoms

Bei einem klassischen Mantelzelllymphom finden sich kleine und runde reif wirkende Lymphozyten, die zum Teil eine Einkerbung der Kernkontur aufweisen (siehe Abb. 23.4).

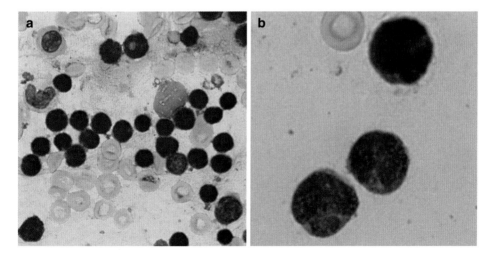

Abb. 23.4 Ausstrichpräparate Knochenmark (May-Grünwald-Färbung, a 40- und b 100-fache Vergrößerung); mit freundlicher Genehmigung des UMG-L

23.4   Aufgabe 4

Welche immunhistochemischen, zyto- und molekulargenetischen Untersuchungen stoßen Sie an, um die von Ihnen gestellte Verdachtsdiagnose zu sichern und eine Risikostratifikation vornehmen zu können? Kennen Sie einen Risikoscore?

In ca. 95 % der Fälle ist eine chromosomale Translokation zwischen dem Chromosom 14 (Immunglobulin-Schwerketten-Gen) sowie dem Chromosom 11 (*Cyclin-D1*-Gen) zu finden (Translokation t(11;14)(q13;q32)). Es resultiert eine Überexpression von *Cyclin-D1* mit einer dadurch ausgelösten Aktivierung des Zellzyklus. (Raffeld und Jaffe 1991) Weitere genetische Marker (*TP53*-Mutation) und immunhistochemische Untersuchungen (Ki67) fließen in die Risikostratifikation ein. Der *Mantle cell lymphoma international prognostic index* (MIPI) kann für eine Prognoseabschätzung hinzugezogen werden. Es werden folgende Parameter benötigt: Alter, ECOG-Status, LDH, Leukozytenanzahl. (Schlette et al. 2003) Eine Weiterentwicklung (MIPI-c) inkludiert zusätzlich noch den *TP53*-Status sowie die Höhe der Proliferationsrate (Ki67). (Scheubeck et al. 2023).

Die zyto- und molekulargenetische Diagnostik ergibt folgenden Befund:

Zytogenetik: 46,XY,t(11;14)(q13;q32)[24]/46,XY[1]
Molekulargenetik: Nachweis einer Mutation im Gen *TP53*.

Weiterer Verlauf: Sie halten Rücksprache mit der zuweisenden Klinik und erläutern die Befunde. Sie erfahren, dass bereits eine Vorphasentherapie eingeleitet wurde, worunter sich eine Besserung der abdominalen Beschwerden einstellt.

Keyfacts

- Das Mantelzelllymphom zeigt eine variable Morphologie, die sowohl zytär als auch blastär imponieren kann.
- Durchflusszytometrisch finden sich eine Leichtkettenrestriktion, eine Positivität für CD5 sowie eine Negativität für CD23.
- Genetisch ist das MCL durch die Translokation t(11;14) charakterisiert.
- Verluste oder Mutationen sind prognostisch ungünstig.

Literatur

Geisler CH, Kolstad A, Laurell A, Räty R, Jerkeman M, Eriksson M (2010), u. a. The Mantle Cell Lymphoma International Prognostic Index (MIPI) is superior to the International Prognostic Index (IPI) in predicting survival following intensive first-line immunochemotherapy and autologous stem cell transplantation (ASCT). Blood. 115(8):1530–1533

Raffeld M (1991) Jaffe ES. bcl-1, t(11;14), and mantle cell-derived lymphomas. Blood 78(2):259–263

Schlette E, Fu K, Medeiros LJ (2003) CD23 expression in mantle cell lymphoma: clinicopathologic features of 18 cases. Am J Clin Pathol 120(5):760–766

Scheubeck G, Jiang L, Hermine O, Kluin-Nelemans HC, Schmidt C, Unterhalt M (2023) u. a. Clinical outcome of Mantle Cell Lymphoma patients with high-risk disease (high-risk MIPI-c or high S. 53 expression). Leukemia 37(9):1887–1894

Subclaviathrombose bei einem 42-jährigen Patienten

Fallbeispiel

Sie arbeiten auf einer hämatologischen Normalstation eines Krankenhauses der Maximalversorgung. Durch die Zentrale Notaufnahme wird Ihnen ein 42-jähriger Patient zugewiesen, der sich mit der Erstmanifestation einer rechtsseitigen, sonographisch gesicherten Thrombose der Vena Subclavia vorstellt. In der erweiterten Diagnostik zeigt sich eine deutliche Leukozytose (siehe Tab. 24.1).

Anamnese: Innerhalb eines Tages habe sich eine zunehmende rechtsseitige Armschwellung eingestellt. Weiterhin beschreibt der Patient einen ungewollten Gewichtsverlust in den letzten fünf Monaten (aktuell 82 kg, vormals 95 kg). Der Patient sei weiterhin beruflich einsetzbar gewesen, jedoch habe ihn die körperliche Arbeit als Hausmeister zunehmend ermüdet. Weitere Auffälligkeiten der vegetativen Anamnese ergeben sich nicht. Vorerkrankungen seien nicht bekannt. Keine regelmäßige Medikamenteneinnahme.

Körperliche Untersuchung: Reduzierter Allgemeinzustand sowie normaler Ernährungszustand. Es präsentiert sich eine rechtsseitige Armschwellung. Weiterhin kann eine ubiquitäre Lymphadenopathie nachgewiesen werden, insbesondere rechts axillär sowie links inguinal. Der internistische Untersuchungsbefund ist ohne weitere Auffälligkeiten. Insbesondere liegt keine Hepatosplenomegalie vor. ◀

© Der/die Autor(en), exklusiv lizenziert an Springer-Verlag GmbH, DE, ein Teil von
Springer Nature 2025
N. Brökers und J. Schanz, *Diagnostische Pfade in der Hämatologie*,
https://doi.org/10.1007/978-3-662-69473-2_24

Tab. 24.1 Blutbild bei Erstkontakt auf der ZNA (pathologische Werte sind fett markiert)

Parameter	Referenz	Einheit	Wert
Hämoglobin	11,5–15,0	g/dl	12,7
Hämatokrit	35–46	%	37,8
Erythrozyten	3,9–5,1	10^6/µl	4,17
MCV	81–95	fl	90
MCH	26,0–32,0	pg	30,5
MCHC	32,0–36,0	g/dl	33,7
Thrombozyten	150–350	10^3/µl	174
Leukozyten	4,0–11,0	10^3/µl	**41,0**
Lactat-Dehydrogenase	<=247	U/l	175

24.1   Aufgabe 1

Sie lassen einen Blutausstrich anfertigen, um die Leukozytose weiter abzuklären (siehe Abb. 24.1). Bitte befunden und beurteilen Sie.

Befund: Die Erythrozten stellen sich sowohl quantitativ als auch qualitativ unauffällig dar. Nachweis von Thrombozytenballungen. Die Granulozyten sind relativ vermindert, jedoch absolut normal und morphologisch unauffällig. Monozyten sind nachweisbar und ohne Auffälligkeiten. Es zeigen sich zwei mittelgroße basophile Zellpopulationen mit großem Zellkern und kondensiertem Kernchromatin. Eine der beiden Populationen ist im Verhältnis kleiner, der Kern wirkt kondensierter und zeigt zum Teil einen Einschnitt. Die andere der beiden Populationen zeigt einen im Verhältnis aufgelockerten Zellkern. Die Zellen lassen an einen lymphatischen Ursprung denken.

Beurteilung: In Zusammenschau von Anamnese, körperlichem Untersuchungsbefund sowie Morphologie des peripheren Blutausstrichs ist der Verdacht eines leukämisch verlaufenden indolenten Lymphoms zu stellen.

24.2   Aufgabe 2

Als weitere Untersuchungsmethode bietet sich die Durchflusszytometrie an (siehe Abb. 24.2). Können Sie bereits mit der dargestellten Analyse eine Diagnose stellen?

Befund: Im Lymphozytengate liegen 26 % der Zellen (a). Diese sind zu 47 % B-Zellen (b). Die B-Zellen zeigen folgenden Phänotyp: CD5 − (f), CD10+(d), CD19+(d), CD20+(e). Es besteht eine Lambda-Leichtkettenrestriktion (c).

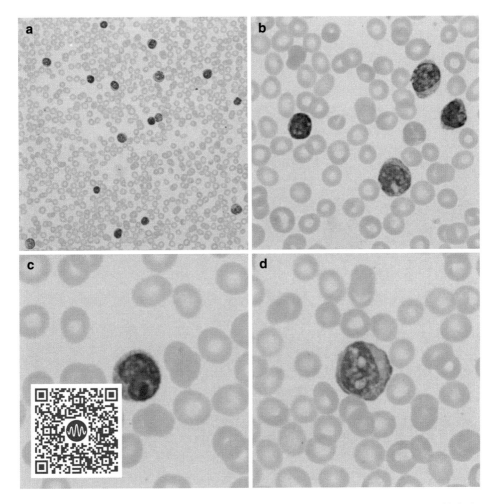

Abb. 24.1 Peripherer Blutausstrich (May-Grünwald-Färbung, a 10-, b 40-, c und d 100-fache Vergrößerung); mit freundlicher Genehmigung des UMG-L

Beurteilung: Nachweis einer pathologischen B-Zellpopulation mit dem Phänotyp eines follikulären Lymphoms.

Die Diagnose eines follikulären Lymphoms kann mit den bisher durchgeführten Untersuchungen nicht zweifelsfrei gestellt werden. Hierfür wird eine aussagekräftige Histologie benötigt, an der immunphänotypische und molekulargenetische Untersuchungen durchgeführt werden. Grundsätzlich besteht das follikuläre Lymphom aus Anteilen von Zentrozyten und Zentroblasten. Die Morphologie des peripheren Blutausstrichs lässt eine entsprechende Ausschwemmung vermuten.

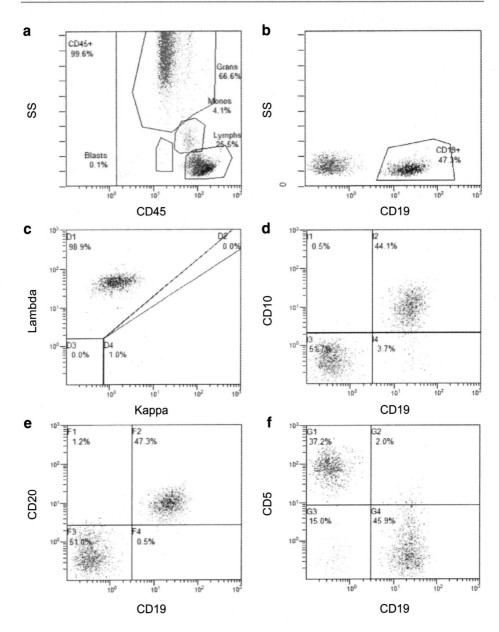

Abb. 24.2 Durchflusszytometrische Analyse von peripherem Blut; mit freundlicher Genehmigung des UMG-L

24.3 Aufgabe 3

Sie bahnen die diagnostische Lymphknotenexstirpation eines zervikalen Lymph-knotens. Vorerst sehen Sie keine Indikation für eine Knochenmarkpunktion, da diese fakultativ ist, sofern ein fortgeschrittenes Stadium gesichert ist. Was gilt als initiierendes genetisches Ereignis in der Lymphomgenese des follikulären Lymphoms?

Die bilanzierte Translokation t(14;18) zwischen dem bcl-2 Gen auf Chromosom 18 und dem Immunglobulin-Schwerketten-Gen auf Chromosom 14 gilt als initiierendes Ereignis und kommt bei ca. 90 % vor. Die t(14;18) führt zur Überexpression eines intakten BCL2-Proteins und dadurch bedingter Hemmung der Apoptose. (Brice et al. 1997) Die Diagnostik ist in diesem Fall an peripherem Blut problemlos möglich.

24.4 Aufgabe 4

Nachdem das vermutete follikuläre Lymphom histopathologisch bestätigt worden ist, ist eine prognostische Differenzierung notwendig. Kennen Sie einen Prognose-score, den Sie anwenden können? Welche Faktoren fließen in den Score ein und welcher Prognosegruppe teilen Sie den Patienten zu?

Weit verbreitet ist der *Follicular Lymphoma International Prognostic Index* (FLIPI-In-dex). Unten genannte Faktoren fließen in seine Berechnung ein (siehe Tab. 24.2). Das Rezidivrisiko wird je nach Anzahl der Risikofaktoren eingeteilt in niedrig (0–1 Risiko-faktor), intermediär (2) und hoch (3–5). (Rowley 1988) Bei dem Patienten liegt ein inter-mediäres Stadium vor, da mehr als vier Lymphknotenareale (zervikal bds., axillär bds., inguinal bds.) befallen sind sowie ein Stadium IV nach Ann Arbor vorliegt.

24.5 Aufgabe 5

Besteht bei dem Patienten eine Therapieindikation?

Die Diagnose eines follikulären Lymphoms führt nicht zwangsläufig zur Therapie-indikation, da bei fehlender Symptomatik durchaus eine abwartende Haltung indiziert

Tab. 24.2 *Follicular Lymphoma International Prognostic Index* (FLIPI-Index)	Risikofaktor
	Alter > 60 Jahre
	Ann-Arbor Stadium III oder IV
	Hämoglobin < 12 g/dl
	LDH-Erhöhung > ULN
	Beteiligte Lymphknotenregionen > 4

seien kann. Sobald krankheitsassoziierte Symptome auftreten, ist eine Therapie einzu-leiten. Bei dem Patienten ist dies aufgrund der kompressionsbedingten Subclaviastenose gegeben (Solal-Céligny et al. 2004).

Weiterer Verlauf: Unter der von Ihnen eingeleiteten Therapie stellt sich rasch ein Therapieansprechen ein, das Sie bei regredienten Lymphommanifestationen sowie einer Normalisierung der Leukozyten klinisch gut beurteilen können.

Keyfacts

- Das follikuläre Lymphom weist in 90 % der Fälle eine Translokation t(14;18) auf.
- Immunphänotypisch zeigt das follikuläre Lymphom eine Expression von CD10 sowie eine Leichtkettenrestriktion.
- Die Prognose der Erkrankung kann anhand des *Follicular Lymphoma International Prognostic Index* (FLIPI-Index) eingeschätzt werden.
- Zur Diagnosesicherung sollte, wann immer möglich, eine Lymphknoten-exstirpation erfolgen.

Literatur

Brice P, Bastion Y, Lepage E, Brousse N, Haïoun C, Moreau P (1997) u. a. Comparison in low-tumor-burden follicular lymphomas between an initial no-treatment policy, prednimustine, or interferon alfa: a randomized study from the Groupe d'Etude des Lymphomes Folliculaires. Groupe d'Etude des Lymphomes de l'Adulte. J Clin Oncol. 15(3):1110–1117
Rowley JD (1988) Chromosome studies in the non-Hodgkin's lymphomas: the role of the 14;18 translocation. J Clin Oncol 6(5):919–925
Solal-Céligny P, Roy P, Colombat P, White J, Armitage JO, Arranz-Saez R (2004) u. a. Follicular lymphoma international prognostic index. Blood. 104(5):1258–1265

Splenomegalie und Abgeschlagenheit bei einem 72-jährigen Patienten

25

Sie sind in einer onkologischen Praxis tätig. Durch eine Hausarztpraxis wird Ihnen zur weiteren Abklärung ein 72-jähriger Patient zugewiesen, bei dem seit einem Jahr eine Splenomegalie, eine Thrombozytopenie und eine Leukozytose beschrieben sind.

Anamnese: Der Patient gibt eine zunehmende Kurzatmigkeit an, verbunden mit rascher Erschöpfung unter körperlicher Belastung. Außerdem sei eine neue Blutungsneigung in Form von Hämatombildung sowie Nasenbluten aufgetreten. Die weitere vegetative Anamnese ist mit Ausnahme eines fortgesetzten Nikotinabusus ohne Auffälligkeiten. Als Vorerkrankungen sind ein arterieller Hypertonus, eine substitutionbedürftige Hypothyreose und eine sauerstoffpflichtige COPD bekannt.

Körperliche Untersuchung: In der körperlichen Untersuchung präsentiert sich eine deutliche Splenomegalie, die bis vier Querfinger unterhalb des Rippenbogens in der MCL reicht. Über allen Abschnitten der Lunge ist das Atemgeräusch abgeschwächt. ◄

Sie lassen zunächst im Labor ein Blutbild und ein Differenzialblutbild bestimmen (siehe Tab. 25.1)

25.1 Aufgabe 1

Auffällig ist die Leukozytose mit einer Monozytose. Welche Differenzialdiagnosen fallen Ihnen hierzu ein?

Eine Monozytose kann durch unterschiedliche Gründe hervorgerufen werden. Unter anderem kann sie iatrogen (z. B. durch eine Steroidtherapie) ausgelöst werden. Sie kann

© Der/die Autor(en), exklusiv lizenziert an Springer-Verlag GmbH, DE, ein Teil von Springer Nature 2025
N. Brökers und J. Schanz, *Diagnostische Pfade in der Hämatologie*,
https://doi.org/10.1007/978-3-662-69473-2_25

Tab. 25.1 Blutbildbestimmung (pathologische Werte sind fett markiert)

Parameter	Referenz	Einheit	Wert
Hämoglobin	11,5–15,0	g/dl	11,7
Hämatokrit	35–46	%	35,0
Erythrozyten	3,9–5,1	10^6/µl	4,30
MCV	81–95	fl	81
MCH	26,0–32,0	pg	27,2
MCHC	32,0–36,0	g/dl	33,5
Thrombozyten	150–350	10^3/µl	**105**
Leukozyten	4,0–11,0	10^3/µl	**24,7**
Segmentkernige Granulozyten	40–76	%	56
Lymphozyten	20–45	%	**8**
Monozyten	3–13	%	**35**
Eosinophile Granulozyten	≤ 8	%	< 1
Basophile Granulozyten	0–1	%	< 1

aber auch im Rahmen anderer nichtonkologischer und onkologischer Erkrankungen re-aktiv auftreten (z. B. chronische Infektion, Myokardinfarkt, Postsplenektomie-Syndrom, Autoimmunerkrankung, Hodgkin-Disease, solide Malignome, …). In diesen Fällen handelt es sich um eine polyklonale Monozytose. Eine Monozytose kann ebenso auf dem Boden einer hämatologischen Neoplasie auftreten und ist monoklonal. Hier sind zuvorderst myelodysplastische Syndrome (MDS/CMML) zu nennen, aber auch andere hämatologische Neoplasien gehen gelegentlich mit einer Monozytose einher (Elena et al. 2016).

25.2   Aufgabe 2

Im Zuge der weiteren Abklärung steht an erster Stelle die Begutachtung eines Blut-ausstrichs. Insbesondere sollte eine Fehlbestimmung des Blutbildanalysators – ge-legentlich werden Blasten als Monozyten interpretiert – ausgeschlossen werden. Bitte befunden und beurteilen Sie das Ausstrichpräparat (siehe Abb. 25.1). Haben Sie eine erste differenzialdiagnostische Vermutung?

Befund: Nachweis Aniso- und Poikilozytose sowie Vermehrung von Dakryozyten. Thrombanisozytose. Die Granulozyten sind hyposegmentiert, hypogranuliert und es zei-gen sich Pseudo-Pelger-Formen. Aufgrund des Nachweises einzelner Myelozyten liegt eine Linksverschiebung vor. Die Monozyten sind deutlich vermehrt (ca. 35 %). Die Lymphozyten sind unauffällig.

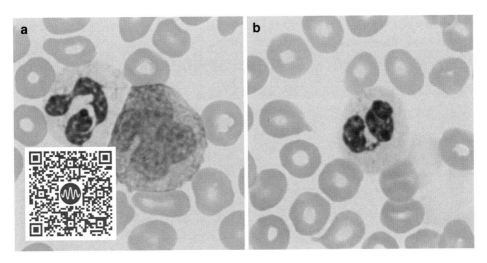

Abb. 25.1 Peripherer Blutausstrich: May-Grünwald-Färbung, a und b 100-fache Vergrößerung (mit freundlicher Genehmigung des UMG-L)

Beurteilung: Da zusätzliche morphologische Auffälligkeiten vorliegen sowie in der klinischen Untersuchung eine Splenomegalie imponiert, muss der Verdacht einer hämatologisch-onkologischen Erkrankung ausgesprochen werden. Es ist eine CMML in Erwägung zu ziehen.

25.3   Aufgabe 3

Bitte nennen Sie die Diagnosekriterien einer chronischen myelomonozytären Leukämie (CMML)

Zunächst sollte die Differenzialdiagnose einer reaktiven Monozytose ausgeschlossen werden. Maligne hämatologische Diagnosen, die ebenfalls mit einer Monozytose einhergehen können, sind ebenfalls abzuklären (atypische CML und andere myeloproliferative Syndrome, systemische Mastozytose u. a.). Eine CMML weist sowohl Merkmale eines myeloproliferativen als auch eines myelodysplastischen Syndroms auf und geht mit einer Monozytose des peripheren Blutes, begleitet von einer Panzytopenie, häufig einer Splenomegalie sowie konstitutionellen Veränderungen einher. Für die Diagnostik sind somit die genaue Anamnese und körperliche Untersuchung, die abdominale Bildgebung sowie eine Knochenmarkdiagnostik entscheidend. Neben der Morphologie und Histologie kommt der genetischen Diagnostik eine immense Bedeutung zu. Die Durchführung einer Durchflusszytometrie kann rasch bei der Unterscheidung zwischen einer reaktiven oder monoklonalen Monozytose helfen, noch bevor Ergebnisse einer genetischen Untersuchung vorliegen. Tab. 25.2 zeigt die Diagnosekriterien der WHO.

Tab. 25.2   Diagnosekriterien der CMML

Vorausgesetzte Kriterien
Persistierende absolute ($\geq 0.5 \times 10^9$/L) und relative (≥ 10 %) Monozytose im Blut
< 20 % Blasten im peripheren Blut und Knochenmark
Kriterien der CML oder anderer MPN werden nicht erfüllt
Kriterien einer myeloischen/lymphatischen Erkrankung mit Eosinophilie und Tyrosinkinase-Fusion (*PDGFRA, PDGFRB, FGFR1*, oder *JAK2*) werden nicht erfüllt
Zusatzkriterien
Dysplasie an ≥ 1 myeloischen Linie
Erworbene zytogenetische oder molekulargenetische Aberration
Abnorme Monozytenpopulation in der Durchflusszytometrie
Subtypkriterien
Myelodysplastische CMML (MD-CMML): Leukozyten < 3×10^9/L
Myeloproliferative CMML (MP-CMML): Leukozyten $\geq 13 \times 10^9$/L
Subgruppenkriterien (basierend auf Blasten- und Promonozytengehalt)
CMML-1: < 5 % Blasten im peripheren Blut und < 10 % im Knochenmark
CMML-2: ≥ 5 % und < 20 % Blasten im peripheren Blut oder ≥ 10 % und < 20 % im Knochenmark
Diagnose
Alle vorausgesetzten Kriterien müssen erfüllt sein
Falls Monozyten > 1000/µl: mind. 1 Zusatzkriterium erforderlich
Falls Monozyten > 500/µl und < 1000/µl: 1. und 2. Zusatzkriterium erforderlich

Adaptiert nach Khoury et al. 2022.

25.4   Aufgabe 4

Sie führen eine Knochenmarkpunktion durch. Bitte befunden und beurteilen Sie das Knochenmarkausstrichpräparat (siehe Abb. 25.2). Wie bewerten Sie das Ergebnis im Kontext Ihrer Verdachtsdiagnose.?
    Befund:

Ausstrich- und Färbequalität	Gut
Zellularität (nach CALGB)	Hyperzellulär (3 + nach CALGB)
Megakaryopoese	Vermindert, Nachweis von Mikromegakaryozyten und hypolobulierten Formen; deren Anteil beträgt >10 % der Megakaryozyten
Erythropoese	Quantitativ und qualitativ unauffällig

Ausstrich- und Färbequalität	Gut
Granulopoese	Quantitativ unauffällig; Hypo- und agranuläre Neutrophile sowie Pseudo-Pelger-Formen in >10 % der Granulozyten
Sonstiges	Die Monopoese ist gesteigert: Vermehrung großer Zellen mit großen ovalen Kernen, z.T. mit Kerneinziehungen und feinem Kernchromatin. Das Zytoplasma ist schmal umgebend, graubläulich mit wenigen dunkelroten Granula. Auerstäbchen zeigen sich nicht. Diese Zellen entsprechen Promonozyten. Ihr Anteil liegt bei 10 %. Des Weiteren 3 % Blasten. Es wurden 500 Zellen ausgezählt. In der Eisenfärbung normaler Anteil an Speichereisen. Kein Nachweis von Ringsideroblasten.

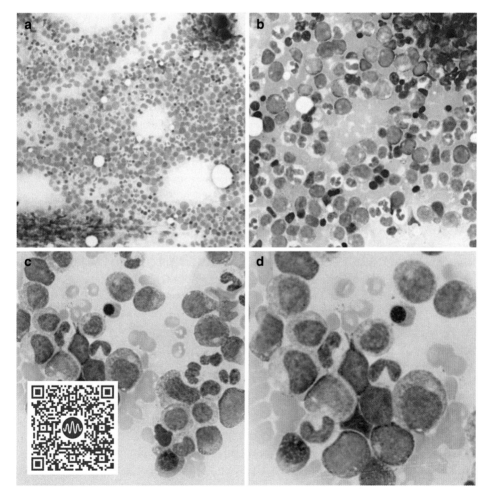

Abb. 25.2 Ausstrichpräparat Knochenmark: May-Grünwald-Färbung, a 10-, b 40-, c und d 100-fache Vergrößerung (mit freundlicher Genehmigung des UMG-L)

Ausstrich- und Färbequalität	Gut
Beurteilung	Hyperzelluläres Knochenmark, Dysplasiezeichen der Granulo-poese und der Megakaryopoese sowie deutliche Steigerung der Promonozyten. Der Befund ist vereinbar mit einer CMML. Der Gesamtanteil blastärer Zellen beträgt 13 % (3 % Blasten; 20 % Promonozyten) somit CMML-2.

25.5   Aufgabe 5

Können Sie mit den Ihnen jetzt vorliegenden Informationen die Diagnose einer CMML gemäß der WHO-Klassifikation stellen?

Um die Diagnose einer CMML stellen zu können, wird zwingend eine genetische Diagnostik gefordert. Sie fordern daher eine solche Untersuchung an. Hier erhalten sie folgendes Ergebnis:

Zytogenetik: 47,XY,+8[22]/46,XY[3]
Molekulargenetik: Nachweis einer Mutation im Gen *ASXL1*

25.6   Aufgabe 6

Die Risikostratifikation ist bei Patienten mit einer CMML von entscheidender Bedeutung, da die Überlebenszeit von einigen Monaten bis zu mehreren Jahren reichen kann. An dem zu erwartenden klinischen Verlauf orientiert sich die Intensität der therapeutischen Maßnahmen. Kennen Sie einen Risikoscore, der bei der CMML Anwendung findet?

Das CPSS-Mol *(CMML-specific prognostic scoring system molecular)* schließt patientenspezifische Faktoren (Blastengehalt im Knochenmark, Leukozyten im peripheren Blut, Transfusionsbedarf) ein und berücksichtigt zusätzlich zytogenetische und molekulargenetische Merkmale. (Lynch et al. 2018) Bei dem Patienten liegt ein intermediäres zytogenetisches und ein hohes molekulargenetisches Risiko vor, sodass ein gesamt hoher genetischer Score vorliegt (3 Punkte). Bei einem medullärem Blastenanteil von 13 %, einer Leukozytose von 22/nl und fehlendem Transfusionsbedarf wird der Patient der hohen Risikogruppe im CPSS-Mol zugerechnet (6 Punkte).

Weiterer Verlauf: Sie leiten bei Vorliegen einer myeloproliferative CMML eine palliativ intendierte zytoreduktive Therapie ein. Das kurative Konzept der allogenen Stammzelltransplantation kann aufgrund der Vorerkrankungen nicht angestrebt werden.

Keyfacts

- Die CMML ist durch myeloproliferative und myelodysplastische Veränderungen gekennzeichnet.
- Führend im peripheren Blut ist eine persistierende Monozytose.
- Die Diagnose erfolgt mittels morphologischer und genetischer Parameter.
- Als Prädiktor für die Prognose steht der CPSS-Mol zur Verfügung.

Literatur

Elena C, Gallì A, Such E, Meggendorfer M, Germing U, Rizzo E (2013) u. a. Integrating clinical features and genetic lesions in the risk assessment of patients with chronic myelomonocytic leukemia. Blood 128(10):1408–1417.1

Khoury JD, Solary E, Abla O, Akkari Y, Alaggio R, Apperley JF (2022) u. a. The 5th edition of the World Health Organization Classification of Haematolymphoid Tumours: Myeloid and Histiocytic/Dendritic Neoplasms. Leukemia 36(7):1703–1719

Lynch DT, Hall J, Foucar K (2018) How I investigate monocytosis. Int J Lab Hematol 40(2):107–114

Dyspnoe und Gewichtsverlust bei einem 77-jährigen Patienten

Fallbeispiel

Als Stationsarzt haben Sie die Verantwortung für eine internistische Station. Es meldet sich die Zentrale Notaufnahme, die einen 87-jährigen Patienten auf Ihre Station verlegen wird. In der telefonischen Übergabe wird von einer Dyspnoesymptomatik berichtet, die seit zwei Wochen progredient sei. Durch den Hausarzt sei vor einigen Tagen bereits unter dem Verdacht einer ambulant erworbenen Pneumonie ein Therapieversuch mit einer oralen Antibiose initiiert worden. Weiterhin bestünde ein deutlicher Gewichtsverlust (zehn Kilogramm in vier Wochen) und eine zusätzlich vorhandene Abgeschlagenheit. Als Vorerkrankung sei ein Morbus Parkinson bekannt. ◄

26.1 Aufgabe 1

Sie bereiten sich auf die Übernahme vor und sehen das Aufnahmelabor ein. Bitte befunden Sie (Tab. 26.1). Welche Diagnostik sollte sich anschließen?

Befund: Nachweis einer Bizytopenie bei normwertigen Leukozyten. Die Anämie ist hyperchrom und makrozytär. Die LDH ist deutlich erhöht. Weiterhin stellt sich eine Erhöhung des CRP dar.

Sie kontaktieren das hämatologische Labor, damit umgehend ein Ausstrichpräparat angefertigt wird. Insbesondere soll der Ausschluss von Fragmentozyten rasch erfolgen.

© Der/die Autor(en), exklusiv lizenziert an Springer-Verlag GmbH, DE, ein Teil von
Springer Nature 2025
N. Brökers und J. Schanz, *Diagnostische Pfade in der Hämatologie*,
https://doi.org/10.1007/978-3-662-69473-2_26

Tab. 26.1 Ergebnis des Aufnahmelabors (pathologische Werte sind fett markiert)

Parameter	Referenz	Einheit	Wert
Hämoglobin	13,5–17,5	g/dl	**6,1**
Hämatokrit	39–51	%	**17,6**
Erythrozyten	4,4–5,9	$10^6/\mu l$	**2,08**
MCV	81–95	fl	**98,1**
MCH	26,0–32,0	pg	**36,2**
Thrombozyten	150–350	$10^3/\mu l$	**54**
Leukozyten	4,0–11,0	$10^3/\mu l$	4,67
Kreatinin	0,70–1,20	mg/dl	0,76
Harnsäure	3,5–7,2	mg/dl	**9,9**
C-reaktives Protein (CRP)	<=5,0	mg/l	**180,6**
Lactat-Dehydrogenase (LDH)	125–250	U/l	**1090**

26.2   Aufgabe 2

Bitte befunden und beurteilen Sie den vorliegenden Blutausstrich (siehe Abb. 26.1).

Befund: Ausgeprägte Aniso- und Poikilozytose mit Nachweis von Targetzellen, wenig Fragmentozyten, Ovalozyten und Stomatozyten sowie deutliche Polychromasie. Nachweis von Normoblasten, die zum Teil dysplastisch sind. Es liegt eine Linksverschiebung vor. Die Thrombozytopenie ist am Präparat nachvollziehbar.

Beurteilung: Es liegen nur wenige Fragmentozyten vor, daher ist eine thrombotische Mikroangiopathie unwahrscheinlich, kann aber nicht sicher ausgeschlossen werden. Die morphologischen Auffälligkeiten der Erythrozyten sind z. B. mit einer myelodysplastischen Neoplasie vereinbar.

26.3   Aufgabe 3

Nach Übernahme des Patienten auf Ihre Station ergänzen Sie die laborchemische Diagnostik (Tab. 26.2). Bitte befunden und beurteilen Sie.

Tab. 26.2 Ergänzende laborchemische und hämatologische Diagnostik (pathologische Werte sind fett markiert)

Parameter	Referenz	Einheit	Wert
Haptoglobin	0,14–2,58	g/l	> 10,00
Vitamin B12	187–883	ng/l	322
Folsäure	3,1–20,5	µg/l	17
C-reaktives Protein (CRP)	≤ 5,0	mg/l	**99,6**

Befundung: Im Differenzialblutbild zeigt sich eine Linksverschiebung. Es finden sich Normoblasten, sodass ein leukerythroblastisches Blutbild vorliegt. Ein Vitamin B12- und Folsäuremangel ist als Ursache ausgeschlossen. Weiterhin liegt keine Hämolyse vor.

Beurteilung: Eine Bildungsstörung als Ursache der Bizytopenie ist wahrscheinlich. Ein leukerythroblastisches Blutbild ist häufig bedingt durch eine Knochenmarkfibrose oder einer Verdrängung der physiologischen Hämatopoese. Daher ist die Indikation zur Knochenmarkuntersuchung zu stellen.

26.4   Aufgabe 4

Die Knochenmarkpunktion führen Sie ohne Probleme durch. Neben der Knochenmarkstanze gelingt keine weitere Probenentnahme („Punctio sicca"), sodass lediglich ein Abrollpräparat für die unmittelbare zytomorphologische Diagnostik zur Verfügung steht. Weitere durchflusszytometrische, zyto- oder molekulargenetische Analysen aus Knochenmarkblut können nicht erfolgen. Bitte führen Sie eine morphologische Beurteilung des Abrollpräparats durch (Abb. 26.2).
Sie ergänzen die Diagnostik (Durchflusszytometrie, Molekulargenetik, Zytogenetik) aus dem peripheren Blut. Hier finden sich keine weiteren Auffälligkeiten.

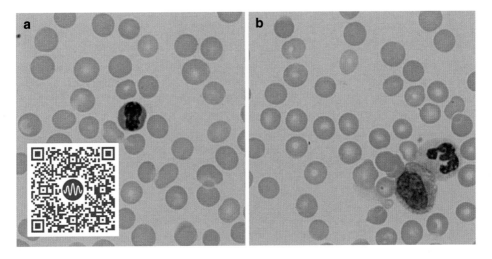

Abb. 26.1 Peripherer Blutausstrich (May-Grünwald-Färbung, a 10- und b 40-fache Ver-größerung); mit freundlicher Genehmigung des UMG-L

Befund:

Ausstrich- und Färbequalität	Punctio sicca; Abrollpräparat
Zellularität (nach CALGB)	Am Abrollpräparat nicht sicher bestimmbar
Megakaryopoese	Megakaryozyten lassen sich nicht identifizieren
Erythropoese	Die Erythropoese ist aufgrund der geringen Anzahl der erythrozytären Vorläuferzellen nicht adäquat beurteilbar, zeigt aber die auch im peripheren Blut nachgewiesenen dysplastischen Veränderungen.
Granulopoese	Die Granulopoese ist aufgrund der geringen Anzahl der Vorläuferzellen nicht adäquat beurteilbar.
Sonstiges	Vorherrschend ist eine mittel- bis großzellige Population mit sehr schmalem basophilen Zytoplasmasaum und aufgelockertem Kernchromatin, zum Teil mit Vakuolen und prominenten Nukleoli. Deren Anteil macht > 90% aller Zellen aus. Vereinzelt Plasmazellen.
Beurteilung	Knochenmarkinfiltration durch eine blastäre Zellpopulation mit Verdrängung der Hämatopoese. Die Befunde der Histopathologie und der Durchflusszytometrie bleiben zur weiteren Differenzierung zu berücksichtigen.

Weiterer Verlauf: Innerhalb weniger Tage kommt es zu einer raschen Verschlechterung des Allgemeinzustands. In gemeinsamen Gesprächen mit dem Patienten und der Familie haben Sie zuvor, auch unter Berücksichtigung des Lebensalters und der Vorerkrankungen, den Verzicht der Eskalation von Therapiemaßnahmen besprochen. Der Patient verstirbt aufgrund einer zunehmenden respiratorischen Insuffizienz.

Am Folgetag erreicht Sie der histopathologische Befund: Der Knochenstanzzylinder weist eine hochgradige Infiltration durch ein *TTF1*-pos. kleinzelliges Karzinom auf (siehe Abb. 26.3). Der Proliferationsmarker Ki67 % liegt bei 80 %. Der Befund spricht für ein kleinzelliges Bronchialkarzinom (SCLC).

Keyfacts

- Bei einer Infiltration des Marks sollte nicht nur an hämatologische Neoplasien, sondern auch an knochenmarkfremde Zellen gedacht werden.
- Morphologisch können Zellen solider Tumoren Blasten ähneln, durchflusszytometrisch weisen sie aber keine entsprechenden Marker auf
- Bei Verdacht auf eine Knochenmarkkarzinose sollte immer eine Knochenmarkbiopsie durchgeführt werden, da hier oft nur die Histologie mit entsprechenden Färbungen die Diagnose sichert.

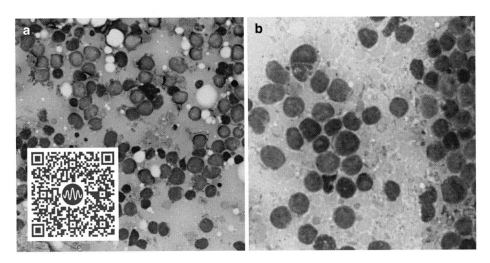

Abb. 26.2 Abrollpräparat Knochenmark (May-Grünwald-Färbung, a 10- und b 40-fache Vergrößerung); mit freundlicher Genehmigung des UMG-L

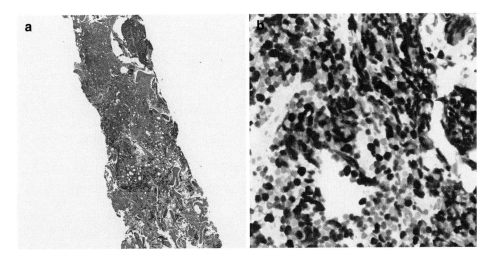

Abb. 26.3 Knochenmarkbiopsie (A HE-Färbung, 0,5-fache Vergrößerung, B Ki67, 40-fache Vergrößerung); mit freundlicher Genehmigung von Prof. Dr. P. Ströbel und Dr. A.-K. Gersmann, Institut für Pathologie der Universitätsmedizin Göttingen

Reduktion des Allgemeinbefindens und rezidivierende Fieberschübe bei einem 47-jährigen Patienten

27

Fallbeispiel

Sie sind auf einer hämatologischen Normalstation eines Krankenhauses eingesetzt. Durch eine hämatologische und onkologische Fachpraxis wird Ihnen ein 47-jähriger Patient zugewiesen, bei dem kurz zuvor die Diagnose eines aggressiven DLBCLs (Stadium IIIA, IPI 3) gestellt wurde und eine Therapieeinleitung geplant ist. Eine Vorphase mit Prednisolon ist bereits initiiert worden. In der letzten Kontrolle konnte eine rasche Verschlechterung der Blutwerte dokumentiert werden.

Anamnese: Seit mehreren Wochen habe der Patient zunehmende Fieberschübe bis 40,9 °C gehabt. Ein Infektfokus konnte nicht eruiert werden. Weiterhin habe der Patient innerhalb der letzten vier Monate sieben Kilogramm an Gewicht verloren. Die Belastbarkeit im Alltag sei zunehmend eingeschränkt und eine Mobilisierung innerhalb der letzten Tage lediglich in der Wohnung möglich gewesen. Eine Besserung nach Einleitung der Vorphasentherapie mit Prednisolon habe sich nicht eingestellt. Keine Vorerkrankungen. Keine regelmäßigen Medikamenteneinnahmen. Keine Auslandsaufenthalte.

Klinische Untersuchung: Es zeigen sich eine Hepatosplenomegalie sowie eine Lymphadenopathie (zervikal bds., axillär rechts und inguinal bds.). ◄

27.1 Aufgabe 1

Es zeigt sich eine deutliche Panzytopenie. Welche Differentialdiagnosen formulieren Sie unter Berücksichtigung des Aufnahmelabors (siehe Tab. 27.1 und 27.2) sowie der Anamnese?

© Der/die Autor(en), exklusiv lizenziert an Springer-Verlag GmbH, DE, ein Teil von Springer Nature 2025
N. Brökers und J. Schanz, *Diagnostische Pfade in der Hämatologie*,
https://doi.org/10.1007/978-3-662-69473-2_27

Tab. 27.1 Ergebnisse des Aufnahmelabors (pathologische Werte sind fett markiert)

Parameter	Referenz	Einheit	Wert
Hämoglobin	11,5–15,0	g/dl	**6,5**
Hämatokrit	35–46	%	**20,3**
Erythrozyten	3,9–5,1	$10^6/\mu l$	**2,25**
MCV	81–95	fl	90
MCH	26,0–32,0	pg	29,0
MCHC	32,0–36,0	g/dl	32,1
Thrombozyten	150–350	$10^3/\mu l$	**58**
Leukozyten	4,0–11,0	$10^3/\mu l$	**2,52**
Segmentkernige Granulozyten	40–76	%	**78**
Lymphozyten	20–45	%	**7**
Monozyten	3–13	%	**11**

Tab. 27.2 Ergänzende laborchemische Diagnostik (pathologische Werte sind fett markiert)

Parameter	Referenz	Einheit	Wert
Fibrinogen	200–393	mg/dl	**484**
Triglyceride	<= 150	mg/dl	**172**
Ferritin	5–204	µg/l	**13.011**
Interleukin 2 Rezeptor im Serum	223–710	IU/ml	**>7500**

Das Aufnahmelabor weist eine Panzytopenie auf, bei der weiterhin eine Ausreifung bis hin zum segmentkernigen Granulozyten nachgewiesen werden kann. Es liegt also keine Störung der Differenzierung vor. Grundsätzlich kann als Ursache einer Panzytopenie zwischen einer gestörten Bildung, einem gesteigerten peripheren Abbau und einer Kombination von beidem unterschieden werden. Unter anderem können folgende Differentialdiagnosen einer Panzytopenie erwogen werden:

Bildungsstörung

- Aplastische Anämie
- Knochenmarkinfiltration, -versagen
- Substratmangel (Vitamin B12, Folsäure, Kupfer)
- Myelodysplastisches Syndrom

Gesteigerter peripherer Abbau

- Immunogene Panzytopenie
- Milzsequestration

Kombination aus einer Bildungsstörung und einem gesteigerten peripheren Abbau

- Paroxysmale nächtliche Hämoglobinurie
- Systemischer Lupus
- Hämophagozytische Lymphohistiozytose (HLH)

Adaptiert nach Bergsen et al., 2017

Unter Berücksichtigung der kurzen Anamnese und der hämatologischen Vorerkrankung erscheinen einige der Differentialdiagnosen (Knochenmarkinfiltration, Milzsequestration, HLH) wahrscheinlicher. Zur weiteren Abklärung führen Sie eine Knochenmarkbiospie durch (siehe Abb. 27.1).

27.2   Aufgabe 2

Bitte befunden und beurteilen Sie das Knochenmarkausstrichpräparat (s. Abb. 27.1).

Befund:

Ausstrich- und Färbequalität	Gut
Zellularität (nach CALGB)	Altersadjustiert leicht erhöht (2+ - 3+ nach CALGB)
Megakaryopoese	Quantitativ und qualitativ unauffällig
Erythropoese	Quantitativ und qualitativ unauffällig
Granulopoese	Quantitativ und qualitativ unauffällig
Sonstiges	Eine Blastenvermehrung oder Infiltration durch eine lymphatische Neoplasie liegt nicht vor. Auffallend sind Histiozyten, die teilweise zytoplasmatische Einschlüsse in Form von eingeschlossenen kernhaltigen Zellen vorweisen.
Beurteilung	KKnochenmarkausstrich mit Ausreifung aller drei Zellreihen. Es stellt sich das morphologische Bild einer Hämophagozytischen Lymphohistiozytose (HLH) dar.

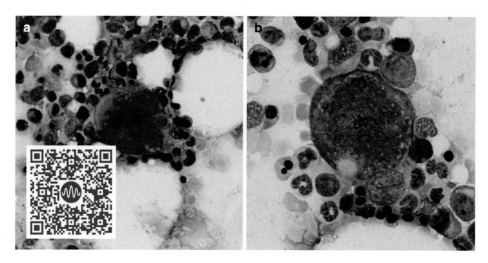

Abb. 27.1 Ausstrichpräparat Knochenmark (May-Grünwald-Färbung, a 40- und b 100-fache Vergrößerung); mit freundlicher Genehmigung des UMG-L

27.3   Aufgabe 3

Sie formulieren in Kenntnis des zytomorphologischen Befunds die Verdachtsdiagnose einer HLH. Welche Kriterien müssen erfüllt sein, damit Sie die Diagnose sichern können?

Eine HLH tritt klassischerweise mit der Trias der Panzytopenie, Fieber sowie Hepatosplenomegalie auf. Die Diagnose der HLH kann anhand der HLH-2004 Kriterien gestellt werden, wenn a) ein betroffenes Geschwisterkind identifiziert oder der Nachweis eines definierten genetischen Markers erbracht oder b) mindestens fünf von acht Kriterien (siehe Übersicht) erfüllt werden. (Fardet et al. 2014.) Die Kriterien sind an einem pädiatrischen Kollektiv definiert worden, eignen sich aber mit Einschränkungen auch zur Diagnosestellungen bei sekundären Formen der HLH im Erwachsenenalter. (Henter et al. 2007) Mit dem *HScore* und dem OHI Index *(optimized HLH inflammatory index)* existieren weitere unterstützende Tools (Gnanaraj et al. 2018; Rosée et al. 2019).

Übersicht
HLH-2004 Diagnosekriterien der HLH gemäß *HLH-Study Group der Histiocyte Society, Adaptiert nach* Zorenf-Lorenz et al., 2022

| Fieber |
| Splenomegalie |
| Zytopenie (≥ 2 Zellreihen; Hämoglobin < 90 g/l, Thrombozyten < 100/nl, ANC < 1000/nl) |
| Hypertriglyceridämie (≥ 265 mg/dl) und/oder Hypofibrinogenämie (≥ 1,5 g/l) |
| Hämophagozytose-Nachweis in Knochenmark, Liquor oder Lymphknoten |
| Erniedrigte oder nicht nachweisbare NK-Zellaktivität |
| Ferritinerhöhung (≥ 500 mg/l) |

Sie ergänzen die Diagnostik um die noch fehlenden Parameter (siehe Tab. 27.2). Die aufwändige Vermessung der NK-Zellaktivität postponieren Sie.

27.4   Aufgabe 4

Können Sie die Diagnose einer HLH stellen?
Die Diagnose der HLH kann anhand gemäß der HLH-2004-Kriterien gestellt werden, da (mindestens) fünf von acht Kriterien erfüllt werden.
Diagnosekriterien werden erfüllt (fett markiert).

| Fieber |
| **Splenomegalie** |
| **Zytopenie (≥2 Zellreihen)** |
| Hypertriglyceridämie und/oder Hypofibrinogenämie |
| **Hämophagozytose-Nachweis** in Knochenmark, Liquor oder Lymphknoten |
| Erniedrigte oder nicht nachweisbare NK-Zellaktivität |
| **Ferritinerhöhung** |
| **Löslicher CD25** (löslicher IL-2 Rezeptor) |

Weiterer Verlauf: Sie leiten die Behandlung der Grunderkrankung ein, worunter sich zunächst eine Stabilisierung einstellt. Vor Beginn des zweiten Behandlungszyklus stellt sich eine akute Verschlechterung in Form einer Sepsis ein. Der Patient verstirbt kurze Zeit später trotz eskalierter Therapiemaßnahmen.

Keyfacts

- Die hämophagozytische Lymphohistiozytose (HLH) ist selten, sollte aber differenzialdiagnostisch immer mit bedacht werden.
- Die Diagnose der HLH erfolgt anhand vorgegebener Kriterien.

- Der fehlende Nachweis von Hämophagozyten im Knochenmark schließt eine HLH nicht aus!
- Bei Nachweis einer erworbenen HLH sollte, sofern nicht bekannt, immer nach der auslösenden Grunderkrankung geforscht werden.

Literatur

Bergsten E, Horne A, Aricó M, Astigarraga I, Egeler RM, Filipovich AH (2017) u. a. Confirmed efficacy of etoposide and dexamethasone in HLH treatment: long-term results of the cooperative HLH-2004 study. Blood. 130(25):2728–2738

Fardet L, Galicier L, Lambotte O, Marzac C, Aumont C, Chahwan D (2014) u. a. Development and validation of the HScore, a score for the diagnosis of reactive hemophagocytic syndrome. Arthritis Rheumatol 66(9):2613–2620

Henter J, Horne A, Aricó M, Egeler RM, Filipovich AH, Imashuku S (2007) u. a. HLH-2004: Diagnostic and therapeutic guidelines for hemophagocytic lymphohistiocytosis. Pediatric Blood & Cancer. 48(2):124–131

Gnanaraj J, Parnes A, Francis CW, Go RS, Takemoto CM, Hashmi SK (2018) Approach to pancytopenia: Diagnostic algorithm for clinical hematologists. Blood Rev 32(5):361–367

La Rosée P, Horne A, Hines M, Von Bahr Greenwood T, Machowicz R, Berliner N (2019) u. a. Recommendations for the management of hemophagocytic lymphohistiocytosis in adults. Blood. 133(23):2465–2477

Zoref-Lorenz A, Murakami J, Hofstetter L, Iyer S, Alotaibi AS, Mohamed SF (2022), u. a. An improved index for diagnosis and mortality prediction in malignancy-associated hemophagocytic lymphohistiocytosis. Blood. 139(7):1098–1110

Panzytopenie und periorbitale Hämatome bei einer 69-jährigen Patientin

28

Fallbeispiel

Sie arbeiten in einem hämatologischen Speziallabor und sind für die zytomorphologische Befundung und Beurteilung sowohl von peripherem Blut als auch von Knochenmark verantwortlich. ◄

28.1 Aufgabe 1

Können Sie Vor- und Nachteile der Zytomorphologie benennen?
Der Vorteile dieser Methode liegen vor allem in der breiten Verfügbarkeit und der kurzen Bearbeitungszeit, die sich in eine präanalytische (=Gewinnung und Präparation *bedside*) und analytische (=Aufarbeitung im Labor) Phase gliedert. Greifen die unterschiedlichen Akteure zusammen, ist eine Gewinnung, Färbung und Befundung am gleichen Tag möglich. Die Methode ist preiswert und ohne teure Gerätschaften durchführbar. Sie kann im Rahmen einer Stufendiagnostik die nachfolgenden – zum Teil sehr aufwendigen und teuren – Untersuchungen sinnvoll anstoßen und spezifizieren oder unterlassen. Nachteilig wirkt sich die hohe Abhängigkeit von der Erfahrung des Befunders aus.

Sie erhalten aus einer zuweisenden Praxis ein Knochenmarkausstrichpräparat einer 69-jährigen Patientin zur Befundung mit folgenden Angaben:

- **Fragestellung:** Persistierende Panzytopenie. Periorbitale Hämatome. Hämatologische Erkrankung? Verdacht auf MDS
- **Blutbild:** siehe Tab. 28.1

Tab. 28.1 Ergebnisse des beigelegten Labors (pathologische Werte sind fett markiert)

Parameter	Referenz	Einheit	Wert
Hämoglobin (Hb)	11,5–15,0	g/dl	**9,4**
Hämatokrit (Hk)	35–46	%	**20,3**
Erythrozyten	3,9–5,1	$10^6/\mu l$	**2,7**
MCV	81–95	fl	**97,8**
MCH	26,0–32,0	pg	**34,7**
MCHC	32,0–36,0	g/dl	35,5
Thrombozyten	150–350	$10^3/\mu l$	**33**
Leukozyten	4,0–11,0	$10^3/\mu l$	**1.9**
Segmentkernige	40–76	%	**30,2**
Lymphozyten	20–45	%	**62**
Monozyten	3–13	%	5,4
Basophile	0,1–1,2	%	0,6
Eosinophile	0,7–5,8	%	1,8

28.2　Aufgabe 2

Bitte befunden und beurteilen Sie unter Berücksichtigung der klinischen Angaben sowie des Differenzialblutbilds das Knochenmarkausstrichpräparat (siehe Abb. 28.1).

Ausstrich- und Färbequalität	Gut
Zellularität (nach CALGB)	Hyperzellulär (3 + nach CALGB)
Megakaryopoese	Nicht signifikante Dysplasie der Megakaryopoese (<10 %)
Erythropoese	Signifikante Dysplasien der erythrozytären Vorläuferzellen (Kernentrundung, Kernabsprengung, Kern-Plasma-Dissoziation)
Granulopoese	Signifikante Dysplasien der Granulopoese (Pseudo-Pelger-Zellen, Hypogranulierung)
Sonstiges	Nachweis einer Blastenvermehrung. Der Anteil beträgt 5 %
Beurteilung	Nachweis einer triliniären Myelodysplastischen Neoplasie vom Subtyp EB-1 nach WHO-Klassifikation

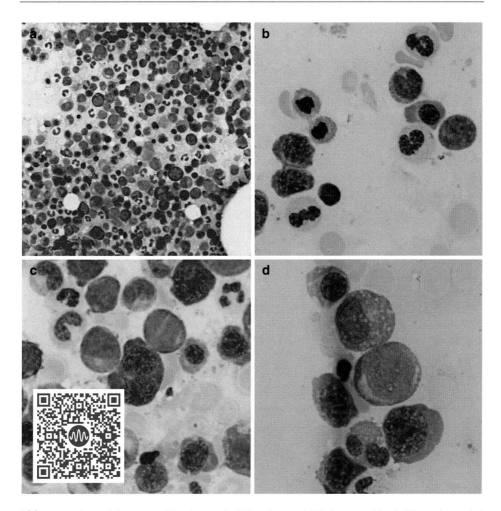

Abb. 28.1 Ausstrichpräparat Knochenmark (May-Grünwald-Färbung, a 10-, b 40- und c und d 100-fache Vergrößerung); mit freundlicher Genehmigung des UMG-L

28.3 Aufgabe 3

Der medizinisch-technische Assistent Ihres Labors hat aufgrund der durch den Zuweiser genannten Verdachtsdiagnose unmittelbar eine Eisenfärbung (Berliner-Blau-Färbung) durchgeführt. Neben der Erhebung des medullären Eisenstatus ist der Nachweis oder Ausschluss von Ringsideroblasten intendiert.

Wie sind Ringsideroblasten definiert? Bitte befunden Sie (siehe Abb. 28.2).

Ringsideroblasten weisen fünf oder mehr perinukleäre Granula auf, die den Kern umgeben oder mindestens ein Drittel des Kernumfangs umfassen. Es müssen für die Quanti-

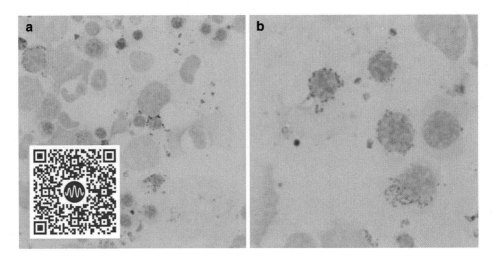

Abb. 28.2 Ausstrichpräparate Knochenmark (Berliner-Blau-Färbung, a 10- und b 40-fache Vergrößerung); mit freundlicher Genehmigung des UMG-L

fizierung mindestens 100 erythroide Vorläuferzellen gezählt werden. Der Befund ist positiv, sobald es sich bei mindestens 15 % der Zellen um Ringsideroblasten handelt (Bruzzese et al. 2023).

Befund: Gelungene Eisenfärbung. Der Eisenscore nach Gale et al. beträgt 2. (Cox et al. 2003) Nachweis von >15 % Ringsideroblasten.

28.4   Aufgabe 4

War in diesem Fall die Eisenfärbung und Quantifizierung des Ringsideroblastengehalts notwendig?
Sowohl für die Diagnosestellung als auch für die daraus resultierende Therapie hat die Eisenfärbung an dieser Stelle keine Relevanz. Die WHO-Klassifikation 2022 teilt das MDS in genetisch- und morphologisch-definierte Gruppen ein. Ist der Blastenanteil gering (<5 %), liegt eine Vermehrung von Ringsideroblasten vor und keine Deletion (5q), Monosomie 7 oder ein komplex aberranter Karyotyp, kann aufgrund der starken Assoziation zwischen Ringsideroblasten und einer *SFRB1*-Mutation die Diagnose eines MDS mit niedrigen Blasten und SF3B1-Mutation gestellt werden. Liegen 5 % oder mehr Blasten vor, wie bei dieser Patientin, handelt es sich um ein MDS *with increased blasts* (MDS-IB1 oder MDS-IB2) (Gale et al. 1963; Khoury et al. 2022).

28.5   Aufgabe 5

Welchen Stellenwert nimmt die Durchflusszytometrie in der Diagnostik eines MDS ein?
Diverse Untersuchungen konnten zeigen, dass zwischen dem Phänotyp in der Durch-flusszytometrie und dem der Zytogenetik und Molekulargenetik eine Korrelation besteht. Somit kann über die Bestimmung des Phänotyps in der Durchflusszytometrie eine pro-gnostische Aussage getroffen werden. In der Routinediagnostik hat die Durchflusszyto-metrie allenfalls einen ergänzenden Charakter und ist nicht zwingend erforderlich. Sie ist sehr aufwendig und kostenintensiv, in der Befundung sehr komplex und schwierig zu standardisieren (Mufti et al. 2008; Scott et al. 2008).

28.6   Aufgabe 6

Für eine bessere Prognoseabschätzung sind zytogenetische Untersuchungen not-wendig, die Sie umgehend veranlassen. Welche genauen Untersuchungsmethoden gehören aus Ihrer Sicht dazu? Was sind die jeweiligen Vor- und Nachteile?
Es wird die CBA *(Chromosome Banding Analysis)* als Untersuchung des gesamten Chromosomensatzes an Metaphasen von der gezielten Untersuchung einzelner Gen-abschnitte in der FISH *(Fluoreszenz-in-situ-Hybridisierung)* unterschieden. Für die CBA müssen die zu untersuchenden Zellen in Teilung gebracht werden, was gelegentlich misslingt (z. B. Plasmazellen). Die FISH hingegen kann sowohl an Interphase- als auch Metaphase-Kernen durchgeführt werden, jedoch ist das Ergebnis stark von der Auswahl der eingesetzten Sonden abhängig. Die CBA ist weniger sensitiv und hängt stärker von der Erfahrung des Untersuchers ab. Letztendlich ergänzen sich beide Untersuchungs-methoden, sodass in ca. der Hälfte der Fälle chromosomale Auffälligkeiten identifiziert werden können (Van de Loosdrecht et al. 2009).

28.7   Aufgabe 7

Molekulargenetische Untersuchungen sind in der Diagnostik von MDS heute un-verzichtbar. Die Ergebnisse fließen ebenso in Diagnose- und Prognosescores ein und sind therapierelevant. Welche Methoden kommen zum Einsatz? Was sind die Vor- und Nachteile?
In der molekulargenetischen Diagnostik werden einerseits traditionelle Polymerasekettenreaktionen (PCR) verwendet, während andererseits moderne genomische Verfahren, wie das *Next-Generation-Sequencing* (NGS), zum Einsatz kommen. Diese ermöglichen die gleichzeitige und quantitative Analyse einer Vielzahl von Genen und sogar die um-fassende Untersuchung ganzer Genome, Exome, Transkriptome usw. So kann eine hohe

Sensitivität und Spezifität erreicht werden, wie sie zum Beispiel bei der Bestimmung des MRD-Niveaus notwendig ist. Die Methodik ist sehr komplex, kostenintensiv und für Datenanalyse ist ein spezialisiertes Team aus unterschiedlichen Fachbereichen notwendig.

Sie erhalten den zytogenetischen und molekulargenetischen Befund.

> **Zytogenetik:** 46, XY, -7,+8[25]
> **Molekulargenetik:** Nachweis einer Mutation im Gen *SF3B1*

28.8   Aufgabe 8

Berechnen Sie den IPSS-R und IPSS-M. Sie können hierfür im Internet verfügbare Rechner (z. B. unter www.mds-foundation.org) **verwenden.**
Gemäß IPSS-R werden folgende Punktzahlen vergeben:

Zytogenetik	3 Punkte (2 Anomalien, eine davon -7)
Blasten im KM	2 Punkte (>10 %)
Hämoglobin	1 Punkt (8-<10 g/dl)
Thrombozyten	1 Punkt (<50/nl)
Neutrophil	0,5 Punkte (30 % Segmentk. von $1,9*10^3$ Leukozyten/ul $= 0,6*10^3$/ul)
Summe	**7,5 Punkte**
Risikogruppe	**Very High**

Für den IPSS-M gilt:

Summe	0,37 Punkte
Risikogruppe	Moderate High

Keyfacts

- Zur Diagnose eines MDS sollte immer eine Eisenfärbung angefertigt werden, um dieses korrekt klassifizieren zu können.
- Ringsideroblasten sind mit einer *SF3B1*-Mutation assoziiert.
- Zur Berechnung der Prognose des MDS stehen entsprechende Prognosesysteme (IPSS-R, IPSS-M) zur Verfügung.
- Die Therapie richtet sich neben klinischen Faktoren wie Alter und Begleiterkrankungen auch nach der zu erwartenden Prognose des MDS.

Literatur

Bruzzese A, Vigna E, Martino EA, Mendicino F, Lucia E, Olivito V (2023) u. a. Myelodysplastic syndromes with ring sideroblasts. Hematol Oncol 41(4):612–620.

Cox MC, Panetta P, Venditti A, Del Poeta G, Franchi A, Buccisano F (2003) u. a. Comparison between conventional banding analysis and FISH screening with an AML-specific set of probes in 260 patients. Hematol J 4(4):263–270.

Gale E, Torrance J, Bothwell T. The quantitative estimation of total iron stores in human bone marrow. J Clin Invest. Juli 1963;42(7):1076–82.

Khoury JD, Solary E, Abla O, Akkari Y, Alaggio R, Apperley JF (2022) u. a. The 5th edition of the World Health Organization classification of haematolymphoid tumours: Myeloid and histiocytic/dendritic neoplasms. Leukemia 36(7):1703–1719.

Mufti GJ, Bennett JM, Goasguen J, Bain BJ, Baumann I, Brunning R (2008) u. a. Diagnosis and classification of myelodysplastic syndrome: International Working Group on Morphology of myelodysplastic syndrome (IWGM-MDS) consensus proposals for the definition and enumeration of myeloblasts and ring sideroblasts. Haematologica 93(11):1712–1717.

Scott BL, Wells DA, Loken MR, Myerson D, Leisenring WM, Deeg HJ (2008) Validation of a flow cytometric scoring system as a prognostic indicator for posttransplantation outcome in patients with myelodysplastic syndrome. Blood. 112(7):2681–2686.

van de Loosdrecht AA, Alhan C, Béné MC, Della Porta MG, Dräger AM, Feuillard J (2009) u. a. Standardization of flow cytometry in myelodysplastic syndromes: report from the first European LeukemiaNet working conference on flow cytometry in myelodysplastic syndromes. Haematologica 94(8):1124–1134.

Abgeschlagenheit und knotige Hautveränderungen bei einem 76-jährigen Mann

29

Fallbeispiel

Sie arbeiten als Hämatologe in einem Krankenhaus der Maximalversorgung. Auf der dermatologischen Station wird ein 76-jähriger Patient zur Abklärung eines asymptomatischen, jedoch rasch progredienten kutanen Befalls betreut.Eine Hautbiopsie ist bereits entnommen worden, jedoch ist der Befund ausstehend. Die Kollegin bittet konsiliarisch um Ihre Einschätzung, da sich Auffälligkeiten im Blutbild ergaben (siehe Tab. 29.1).

Anamnese: Der Patient beschreibt rasch zunehmende Hautveränderungen, die erstmalig am Bauch festgestellt worden seien und sich anschließend generalisiert ausgebreitet hätten. Zusätzlich sei eine ausgeprägte Abgeschlagenheit, Nachtschweißsymptomatik und Inappetenz aufgetreten.

Körperliche Untersuchung: Der internistische Untersuchungsfund ist mit Ausnahme einer zervikalen Lymphadenopathie (bis 2,5 cm) unauffällig. Am gesamten Integument zeigen sich morphologisch heterogene kutane Befunde, die tumorös-nodulär imponieren. ◄

29.1 Aufgabe 1

Bitte befunden und beurteilen Sie die Laborparameter.

Befund: Es zeigen sich eine milde Anämie mit normochromen und normozytären Indizes sowie eine Thrombozytopenie. Die Leukozyten sind sowohl quantitativ als auch in Ihrer Verteilung unauffällig. Es zeigt sich eine deutlich erhöhte Laktatdehydrogenase.

© Der/die Autor(en), exklusiv lizenziert an Springer-Verlag GmbH, DE, ein Teil von Springer Nature 2025
N. Brökers und J. Schanz, *Diagnostische Pfade in der Hämatologie*,
https://doi.org/10.1007/978-3-662-69473-2_29

Tab. 29.1 Ergebnisse des Aufnahmelabors (pathologische Werte sind fett markiert)

Parameter	Referenz	Einheit	Wert
Hämoglobin (Hb)	13,5–17,5	g/dl	**9,3**
Hämatokrit (Hk)	39–51	%	**26,4**
Erythrozyten	4.4–5,9	$10^6/\mu l$	**3,1**
MCV	81–95	fl	85
MCH	26,0–32,0	pg	29,9
MCHC	32,0–36,0	g/dl	35,3
Thrombozyten	150–350	$10^3/\mu l$	**67**
Leukozyten	4,0–11,0	$10^3/\mu l$	5,78
Segmentkernige	40–76	%	54
Lymphozyten	20–45	%	35
Monozyten	3–13	%	6
Basophile	<=2	%	2
Eosinophile	1–4	%	3
Lactat-Dehydrogenase (LDH)	125–250	U/l	**1002**

Beurteilung: Unklare Bizytopenie (Anämie und Thrombozytopenie) bei deutlich erhöhter LDH.

29.2 Aufgabe 2

Nennen Sie Differentialdiagnosen, die mit einer erhöhten LDH einhergehen.
Die LDH ist ein zytoplasmatisches Enzym, das ubiquitär in Zellen des Organismus vorkommt. Eine Erhöhung ist zunächst unspezifisch, sollte aber zur weiteren Abklärung veranlassen. Generell liegt bei einer Erhöhung der LDH eine Schädigung von Gewebe vor, deren Ursache unter anderem kardial (z. B. Infarkt, Hämolyse bei valvulärer Insuffizienz), gastrointestinal (z. B. Pankreatitis, Hepatitis), hämatologisch (z. B. Hämolyse, ineffiziente Erythropoese), pulmonal (z. B. Embolie) oder neoplastisch (z. B. Leukämie, Lymphome, Tumorlyse, rasch wachsende solide Tumore) bedingt sein kann.

Für die LDH existieren 5 Isoformen, die in verschiedenen Organen unterschiedlich verteilt auftreten. So kann bei unklarer Erhöhung die Bestimmung der Isoform das betroffene Organ näher eingrenzen:

LDH-1	Herzmuskel, Erythrozyten, Niere
LDH-2	Herzmuskel, Erythrozyten, Niere, Lunge
LDH-3	Thrombozyten, lymphatisches System, Lunge
LDH-4	Ubiquitär
LDH-5	Quergestreifte Muskulatur, Leber

29.3 Aufgabe 3

Ein mikroskopisches Differentialblutbild liegt bereits vor, ohne dass sich eine hinreichende Erklärung für den Beschwerdekomplex und den Befund der Laboranalyse ergibt. Sie entscheiden sich zur Knochenmarkpunktion, bei der eine Punctio sicca vorliegt und Sie daher nur eine Knochenstanze gewinnen können. Bitte befunden und beurteilen Sie das angefertigte Abrollpräparat und nennen Sie eine Differentialdiagnose (siehe Abb. 29.1)
  Befund:

Ausstrich- und Färbequalität	Punctio sicca, Abrollpräparat
Zellularität (nach CALGB)	Am Abrollpräparat nicht sicher bestimmbar
Megakaryopoese	Nicht beurteilbar
Erythropoese	Nicht beurteilbar
Granulopoese	Nicht beurteilbar
Sonstiges	Es zeigt sich eine Infiltration durch eine monomorphe Zellpopulation mit exzentrisch liegendem unreifem Zellkern mit Nukleoli, basophilem und agranulärem Zytoplasma und zum Teil Mikrovakuolen.
Beurteilung	Das Abrollpräparat zeigt eine Knochenmarkinfiltration durch cinc blastärc Population, die aufgrund ihrer Morphologie an eine blastische plasmazytoide dendritische Zellneoplasie (BPDCN) denken lässt.

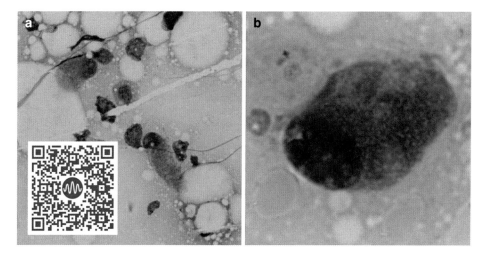

Abb. 29.1 Ausstrichpräparat Knochenmark (May-Grünwald-Färbung, a 40- und b 100-fache Vergrößerung); mit freundlicher Genehmigung des UMG-L

29.4   Aufgabe 4

**Die Sicherung der Diagnose erfolgt durch immunhistochemische oder durchfluss-
zytometrische Untersuchungen. Da eine Punction sicca vorlag, ist eine Messung an
Knochenmarkblut nicht möglich. Welcher Phänotyp liegt bei einer BPDCN vor?**
In der Immunhistochemie und Durchflusszytometrie zeigt sich ein charakteristischer
Phänotyp mit Nachweis von CD4, CD56 und CD124, ohne dass klassischer myeloische
oder lymphatische Marker (myeloisch: Myeloperoxidase; lymphatisch: CD3, CD19)
stark exprimiert werden (Julia et al. 2013).

29.5   Aufgabe 5

**Kennen Sie spezifische zyto- oder molekulargenetische Tests, die für die Diagnose
einer BPDCB erforderlich sind?**
Nein. Es existieren keine spezifischen Tests, die für die Diagnosestellung herangezogen
werden können. Diverse Veränderungen sind beschrieben. Ein Großteil weist einen kom-
plexen Karyotyp (ca. 75 %) oder Mutationen an Genen, die für die epigenetische Regulation Regulation verantwortlich sind (*ASXL1* oder *TET2*), auf. (Leroux et al. 2002; Yin
et al. 2021).
Sie veranlassen eine direkte Übernahme des Patienten in die Klinik für Hämatologie.
Sie erhalten kurze Zeit später sowohl den histopathologischen Befund der Knochenstanze als auch den dermatohistopathologischen Befund, die die Verdachtsdiagnose bestätigen.
Weiterer Verlauf: Sie leiten nach Erhalt der definitiven Diagnose eine System-
therapie ein.

Keyfacts

- Eine erhöhte LDH weist auf einen Untergang oder einen gesteigerten Umsatz
  von Zellen hin und sollte weiter abgeklärt werden.
- Tumoren mit starker Proliferation weisen meist erhöhte LDH-Werte auf.
- Die Diagnose einer BPDCN erfolgt auf Basis der Klinik, des zytomorpho-
  logischen Bildes und der Durchflusszytometrie.
- Für die BPDCN existieren keine spezifischen genetischen Marker.

Literatur

Julia F, Petrella T, Beylot-Barry M, Bagot M, Lipsker D, Machet L (2013) u. a. Blastic plasmacytoid dendritic cell neoplasm: clinical features in 90 patients. Br J Dermatol 169(3):579–586.

Leroux D, Mugneret F, Callanan M, Radford-Weiss I, Dastugue N, Feuillard J (2002) u. a. CD4(+), CD56(+) DC2 acute leukemia is characterized by recurrent clonal chromosomal changes affecting 6 major targets: a study of 21 cases by the Groupe Français de Cytogénétique Hématologique. Blood. 99(11):4154–4159.

Yin CC, Pemmaraju N, You MJ, Li S, Xu J, Wang W (2021) u. a. Integrated Clinical Genotype-Phenotype Characteristics of Blastic Plasmacytoid Dendritic Cell Neoplasm. Cancers (Basel) 13(23):5888.

Diffuse ossäre Schmerzen, Gewichtsverlust und Pruritus

Fallbeispiel

Sie sind als niedergelassener Hämatologe und Onkologe tätig. Ihnen wird durch den behandelnden Hausarzt ein 42-jähriger Patient zugewiesen, der eine diffuse ossäre Schmerzsymptomatik sowie einen relevanten Gewichtsverlust und gelegentlichen Pruritus angibt. Bereits durch den Hausarzt wurde eine Computertomografie veranlasst, die diffuse Osteolysen zeigt.

Anamnese: Der Patient beschreibt eine zunehmende Reduktion des Allgemeinzustands. Führend sei eine Schmerzsymptomatik, die nur wenig responsiv auf Analgetika sei. Die Auswahl des passenden Medikaments sei durch bekannte Allergien gegenüber NSAR begrenzt. Diarrhoen und abdominelle Krämpfe seien seit Jahren bekannt, zuletzt habe sich aber ein zunehmender Gewichtsverlust eingestellt. Die gastroenterlogische Abklärung, einschließlich Ausschluss einer Sprue sowie Nahrungsmittelunverträglichkeiten und endoskopische Abklärung, seien unauffällig gewesen. Weitere Vorerkrankungen und regelmäßige Medikamenteneinnahmen seien nicht vorliegend.

Körperliche Untersuchungsbefund: Patient in reduziertem Allgemein- und normalen Ernährungszustand. Der internistische Untersuchungsbefund stellt sich unauffällig dar, insbesondere keine tastbare Lymphadenopathie oder Organomegalie. An der Haut fallen zahlreiche kleine rotbraune Flecken auf, insbesondere an den Oberschenkeln beidseits. gefärbte Effloreszenzen auf (siehe Abb. 30.1).

Apparative Diagnostik: Es liegt eine CT-Aufnahme (Thorax-Becken) vor, die eine diffuse osteolytische Durchsetzung mit Nachweis der größten Osteolyse am Os ileum

Abb. 30.1 Inspektion der
Haut in der körperlichen
Untersuchung; mit freundlicher
Genehmigung von Prof. Dr. M.
Schön und PD Dr. U. Lippert,
Klinik für Dermatologie,
Venerologie und Allergologie
der UMG

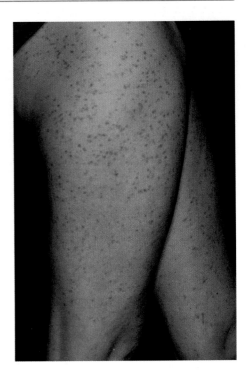

Tab. 30.1 Ergebnisse des
Labors (pathologische Werte
sind fett markiert)

Parameter	Referenz	Einheit	Wert
Hämoglobin (Hb)	11,5–15,0	g/dl	13,5
Hämatokrit (Hk)	35–46	%	42,7
Erythrozyten	3.9–5,1	10^6/µl	4,8
MCV	81–95	fl	84
MCH	26,0–32,0	pg	26,5
MCHC	32,0–36,0	g/dl	33,6
Thrombozyten	150–350	10^3/µl	183
Leukozyten	4,0–11,0	10^3/µl	7,56
Lymphozyten	20–45	%	21,8
Monozyten	3–13	%	9,4
Eosinophile	<=8	%	7,0
Basophile	<=2	%	0,3
Neutrophile	40–76	%	61,4
Lactat-Dehydrogenase (LDH)	125–250	U/l	160

links zeigt. Weitere Auffälligkeiten, insbesondere eine Lymphadenopathie oder Hinweis auf ein Malignom, ergeben sich nicht. ◄

Sie veranlassen eine Blutentnahme. Die Laborparameter sind unauffällig (siehe Tab. 30.1).

Sie nehmen Kontakt mit einem kooperierenden Krankenhaus zur Planung einer CT-gestützten Punktion der größten Osteolyse am Os ileum links auf. Mit dem Kollegen der Interventionellen Radiologie besprechen Sie, dass zusätzlich zur Biopsie eine Aspiration vorgenommen und Ihnen im Nachgang zugestellt werden soll. Sie fertigen hiervon ein Ausstrichpräparat an.

30.1   Aufgabe 1

Bitte befunden und beurteilen Sie die Knochenmarkausstrichpräparate (siehe Abb. 30.2). Zunächst wird eine May-Gründwald-Färbung vorgenommen. Anschließend wird die Diagnostik um eine Toluidinblaufärbung ergänzt.
   Befund:

Ausstrich- und Färbequalität	Gut
Zellularität (nach CALGB)	Altersadjustiert normal (2 + nach CALGB)
Megakaryopoese	Quantitativ und qualitativ unauffällig
Erythropoese	Quantitativ und qualitativ unauffällig
Granulopoese	Quantitativ und qualitativ unauffällig
Sonstiges	Deutliche Vermehrung von Mastzellen. Der Anteil beträgt rund 25 % außerhalb der Bröckel. Morphologisch sind diese überwiegend dem Typ I zuzuordnen.
Toluidinblaufärbung	Nachweis einer Vermehrung von Mastzellen. Von diesen zeigt ein signifikanter Anteil eine atypische Konfiguration (> 25%).
Beurteilung	Knochenmarkbefund passend zum Vorliegen einer systemischen Mastozytose. Eine mit einer systemischen Mastozytose assoziierte hämatologische Neoplasie (i.S. SM-AHN) liegt zytomorphologisch nicht vor

30.2   Aufgabe 2

Kann auf Basis des Knochenmarkbefunds die Diagnose einer (systemischen) Mastozytose gestellt werden? Welche weitere Diagnostik benötigen Sie? Rekapitulieren Sie die Diagnosekriterien einer systemischen Mastozytose

Für die Diagnose einer systemischen Mastoztose müssen a) 1 Major- und 1 Minorkriterium oder b) 3 Minorkriterien erfüllt sein (Valent et al. 2017).

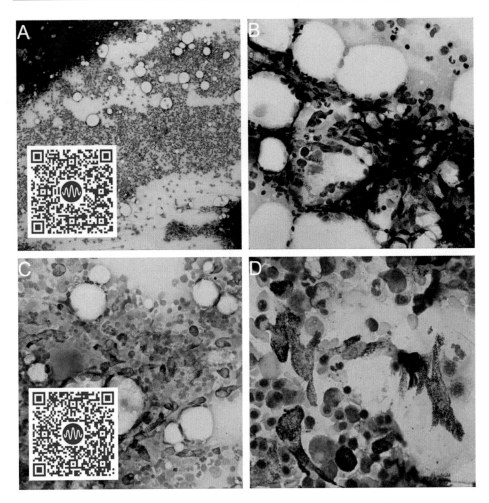

Abb. 30.2 Ausstrichpräparat Knochenmark (May-Grünwald-Färbung, a 10- und b 40-fache Vergrößerung; Toluidinblaufärbung, c 10- und d 40-fache Vergrößerung); mit freundlicher Genehmigung des UMG-L

Majorkriterium	• Histologischer Nachweis multifokaler, kompakter Infiltrate aus Mastzellen ($\geq$ 15 Zellen in Aggregaten) im KM oder in einem anderen extrakutanen Organ
Minorkriterium	• Nachweis atypischer spindelförmiger Mastzellen (>25 % aller Mastzellen): histologisch im KM oder in anderen extrakutanen Organen bzw. zytologisch im KM-Ausstrich • Nachweis einer *KIT D816V* Punktmutation im KM oder anderen extrakutanen Organen • Nachweis des Oberflächenmarkers CD2 und/oder CD25 auf Mastzellen im KM, im peripheren Blut oder in einem anderen extrakutanen Organ • Serum-Tryptase-Spiegel persistierend >20 µg/l (Gilt nicht bei Vorliegen einer AHN)

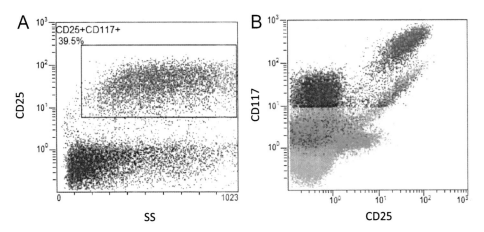

Abb. 30.3 Durchflusszytometrische Analyse von Knochenmarkblut; mit freundlicher Genehmigung des UMG-L

Sie leiten das Knochenmarkaspirat in ein hämatologisches Speziallabor weiter und erbitten die Anfertigung einer Durchflusszytometrie sowie genetische Untersuchung auf eine *KIT D816V* Punktmutation. Außerdem lassen Sie den Serum-Tryptase-Spiegel aus peripherem Blut bestimmen.

In dem nachfolgenden Scattergramm (siehe Abb. 30.3) ist ein signifikanter Anteil der CD117-positiven Mastzellen zusätzlich positiv für CD25 sowie CD2 (nicht dargestellt), sodass der Befund durchflusszytometrisch mit der Diagnose einer systemischen Mastozytose (1 Minorkriterium) vereinbar ist.

Mittlerweile liegt zusätzlich das Laborergebnis sowie die Histopathologie vor. Hier können Mastzellaggregate in signifikantem Ausmaß nachgewiesen werden (Majorkriterium) und die Tryptaseaktivität ist mit 47 µg/l deutlich erhöht (1 Minorkriterium). Somit kann die Diagnose gemäß der WHO-Kriterien gestellt werden.

In der molekulargenetischen Analyse aus dem Knochenmark lässt sich eine *KITD816V*-Mutation nachweisen.

30.3   Aufgabe 3

Stehen bei der indolenten systemischen Mastozytose (ISM) die durch die Ausschüttung der Mediatoren hervorgerufene Symptome im Vordergrund, sind bei der fortgeschrittenen systemischen Mastozytose (*advanced systemic mastocytosis*; AdvSM) sowohl die Organomegalie (B-*Finding*) als auch die Organdysfunktion (C-*Finding*) relevant. Überlegen Sie sich Prädilektionsstellen einer (systemischen) Mastozytose. Handelt es sich bei dem hier dargestellten Fall um eine indolente oder eine

fortgeschrittene Mastozytose? Was wären B oder C-*Findings* in diesem konkreten Fall?

Bei dem hier beschriebenen Fall liegt eine fortgeschrittene systemische Mastozytose mit Nachweis von C-*Findings* vor, da ein ossärer (hier: Osteolyse) und gastrointestinaler (hier: Malabsorption) Befall mit Zeichen der Dysfunktion vorhanden ist.

Weitere Prädilektionsstellen i.S. von C-*Findings* sind

- Knochenmark (hämatopoetische Insuffizienz)
- Leber (Leberfunktionsstörung, Aszites, …)
- Lymphadenopathie
- Splenomegalie mit Hyperspleniesyndrom

Weiterer Verlauf: Sie leiten eine supportive Therapie ein und beraten den Patienten über potenzielle Auslöser von Anaphylaxien. Sie rezeptieren ein Notfallset und händigen dem Patienten einen Notfallausweis aus. Sie überweisen den Patienten an einen niedergelassenen Dermatologen.

Keyfacts

- Die systemische Mastozytose ist eine seltene, aber differentialdiagnostisch zu berücksichtigende Erkrankung.
- Diagnostisch hinweisend sind die Anamnese sowie die typischen Effloreszenzen der Haut.
- Für die Diagnose der systemischen Mastozytose sind die Histologie und die Zytomorphologie aus dem Knochenmark (oder einem anderen extrakutanen Organ), die Durchflusszytometrie, die Molekulargenetik sowie die Bestimmung der Tryptase im Serum relevant.

Literatur

Valent P, Akin C, Metcalfe DD (2017) Mastocytosis: 2016 updated WHO classification and novel emerging treatment concepts. Blood. 129(11):1420–1427

Fallbeispiel

Sie sind Stationsarzt einer hämatologischen Normalstation eines Krankenhauses der Maximalversorgung. Aus einer orthopädischen Rehaklinik wird Ihnen eine 78-jährige Patientin mit dem Verdacht auf eine akute Leukämie zugewiesen.

Anamnese: Zu Hause sei es vor acht Wochen nach einem Sturzereignis zu einer Schenkelhalsfraktur gekommen. Daraufhin erfolgte in einem peripheren Krankenhaus eine endoprothetische Versorgung. Im Anschluss wurde die Patientin in eine Rehaklinik verlegt. Nachdem sich zunächst unter suffizienter analgetischer Begleittherapie eine kontinuierliche Besserung der Mobilität einstellte, zeichnete sich jedoch eine erneute Verschlechterung ab, sodass die Patientin zunehmend immobil wurde. Im weiteren Verlauf entwickelte sich eine nosokomial erworbene Pneumonie, die sich auf die eingeleitete empirische antiinfektive Therapie refraktär zeigte. Die im Verlauf durchgeführte Labordiagnostik zeigte eine neu aufgetretene, schwere Bizytopenie. Es erfolgte daraufhin die Verlegung zur weiteren Diagnostik und Therapie in Ihre Klinik.

Körperliche Untersuchung: Deutlich reduzierter Allgemein- und Ernährungszustand. Mit Ausnahme eines rechts basal abgeschwächten Atemgeräuschs mit feinblasigen Rasselgeräuschen sowie eines enoralen Soors stellt sich der Untersuchungsbefund unauffällig dar.

Apparative Diagnostik: Die Röntgenaufnahme des Thorax zeigt rechts basal eine Transparenzminderung, vereinbar mit einer Unterlappenpneumonie. ◄

N. Brökers und J. Schanz, *Diagnostische Pfade in der Hämatologie*,
https://doi.org/10.1007/978-3-662-69473-2_31

31.1 Aufgabe 1

Bitte befunden und beurteilen Sie das Aufnahmelabor (Tab. 31.1). Können Sie bereits mit den Ihnen bekannten Informationen eine erste Verdachtsdiagnose stellen?

Befund: Nachweis einer normochromen, normozytären Anämie sowie einer schweren Leukozytopenie. Die Anämie ist hyporegenerativ mit einem RPI von 0,1. Darüber hinaus lässt sich laborchemisch eine deutliche Entzündungskonstellation mit Erhöhung des CRPs nachweisen.

Beurteilung: Das Labor bestätigt die vorbekannte Bizytopenie. Weiterhin zeigt sich eine deutliche Entzündungskonstellation, die mit der bekannten Pneumonie vereinbar ist. Die Genese der Blutbildveränderungen erschließt sich anhand der vorliegenden Informationen nicht, jedoch ist aufgrund des niedrigen RPI eine Bildungsstörung anzunehmen. Sie entscheiden sich zur diagnostischen Knochenmarkpunktion und entnehmen Aspirationsmaterial sowie eine Knochenmarkstanze.

31.2 Aufgabe 2

Bitte befunden Sie die Ausstrichpräparat (s. Abb. 31.1).
    Befund:

Ausstrich- und Färbequalität	Gut
Zellularität (nach CALGB)	Hypozellulär (1 + nach CALGB)
Megakaryopoese	Vermindert und ohneNachweise auf signifikante Dysplasien
Erythropoese	Qualitativ und quantitativ unauffällig

Tab. 31.1 Wichtigste Ergebnisse des Aufnahmelabors (pathologische Werte sind fett gedruckt). Ein Differentialblutbild wurde aufgrund der sehr niedrigen Leukozytenzahl nicht durchgeführt

Parameter	Referenz	Einheit	Wert
Hämoglobin	11,5–15,0	g/dl	**9,0**
Hämatokrit	35–46	%	**27,4**
MCV	81–95	fl	84
MCH	26,0–32,0	pg	27,5
Thrombozyten	150–350	$10^3/\mu l$	367
Leukozyten	4,0–11,0	$10^3/\mu l$	**0,35**
Kreatinin	0,50–1,00	mg/dl	0,72
CRP	<=5,0	mg/l	**183**
LDH	125–250	U/l	182
Retikulozyten	<=25	‰	**0,3**
RPI	1	-	**0,1**

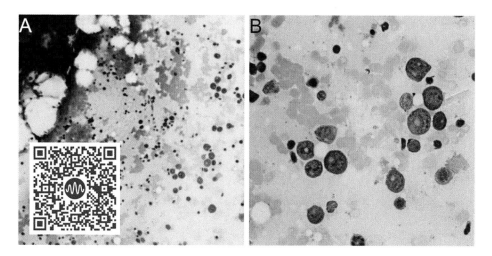

Abb. 31.1 Ausstrichpräparat Knochenmark (May-Grünwald-Färbung, a 10-, b 40-fache Vergrößerung); mit freundlicher Genehmigung des UMG-L

Granulopoese	Die Granulopoese ist deutlich vermindert. Es finden sich nahezu keine reifen Granulozyten
Sonstiges	Der Anteil an Blasten beträgt <5%
Beurteilung	Hypozelluläres Mark mit hochgradiger Verminderung der Granulopoese. Unter Berücksichtigung der Anamnese am ehesten toxische Schädigung der Hämatopoese.

31.3 Aufgabe 3

Sie haben in der Morphologie eine hämatopoetische Insuffizienz diagnostiziert. Welche Ursachen können dem zugrunde liegen? Nennen Sie Beispiele und beschreiben Sie stichpunktartig, wie Sie differentialdiagnostisch vorgehen. Die sorgfältige Durchführung der körperlichen Untersuchung sowie die aufmerksame Anamneseerhebung sei vorausgesetzt

Tab. 31.2 gibt eine Übersicht über die möglichen Ursachen einer hämatopetischen Insuffizienz. Einige der soeben genannten Differentialdiagnosen können Sie direkt ausschließen; z. B. sind sowohl eine Anorexia nervosa, ein IBMFS als auch eine bestehende Schwangerschaft unwahrscheinlich. Für den sicheren Ausschluss einiger der Differentialdiagnosen benötigen Sie den noch ausstehenden Befund der Knochenmarkhistologie, den Sie zunächst abwarten wollen. Sie beschränken sich auf die noch übrigen Differentialdiagnosen und können rasch eine viral-infektiöse Genese ausschließen.

Tab. 31.2 Ursachen einer hämatopoetischen Insuffizienz, nach Alphabet sortiert; *Adaptiert nach Andres und Maloisel, 2008*

Ursachen einer hämatopoetischen Insuffizienz	Ausschluss durch…
Anorexia nervosa	Anamnese, körp. Untersuchung
Histiozytäre Erkrankungen (z. B. hämophagozytischen Lymphohistiozytose)	u. a. Knochenmarkhistologie, Laborparameter
Hodgkin- oder Non-Hodgkin-Lymphome	u. a. Knochenmarkhistologie
Hypoplastisches MDS	u. a. Knochenmarkhistologie, Zyto- und Molekulargenetik
Idiopatische Aplastische Anämie	u. a. Knochenmarkhistologie
Infektiöse Genese (z. B. CMV, EBV, HIV, HHV6)	Serologie, PCR-Testung
Inherited bone marrow failure syndromes (IBMFS)	u. a. Mutationsanalyse
Knochenmarkkarzinose	u. a. Knochenmarkhistologie
Paroxysmale nächtliche Hämoglobinurie (PNH)	Durchflusszytometrie, Hämolyse
Schwangerschafts-induzierte Genese	Bestimmung hCG
Toxischer Knochenmarkschaden	Expositionsanamnese

31.4   Aufgabe 4

Eine Paroxysmale nächtliche Hämoglobinurie scheint unwahrscheinlich, da sich laborchemisch keine erhöhte LDH nachweisen ließ. Im Rahmen der Abklärung führen Sie dennoch die Durchflusszytometrie durch. Bitte befunden und beurteilen Sie die nachfolgenden Scattergramme (s. Abb. 31.2).

Befund: Kein Nachweis eines PNH-Klons an Erythrozyten, Granulozyten und Monozyten. Es wurden FLAER und GPI-Marker untersucht.

Beurteilung: Kein Hinweis auf eine PNH im peripheren Blut.

31.5   Aufgabe 5

Die erneute Anamnese der Patientin im Zuge der Expositionsanamnese führt zu keinem neuen Erkenntnisgewinn, sodass Sie Kontakt mit der zuweisenden Klinik aufnehmen. Welche Medikamente sind für ihren knochenmarktoxischen Effekt bekannt? Nennen Sie Bespiele.

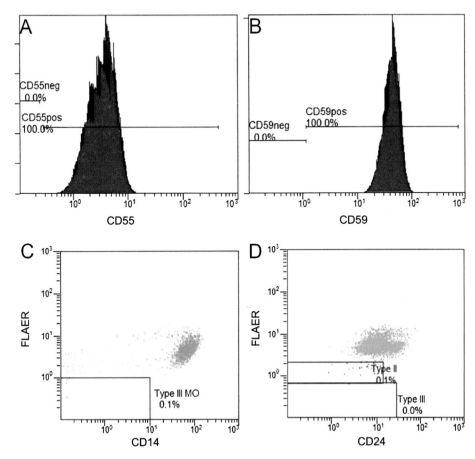

Abb. 31.2 Durchflusszytometrische Analyse von peripherem Blut; mit freundlicher Genehmigung des UMG-L

In einem systematischen Review wurden 125 Medikamente identifiziert. Folgende Medikamente waren für mehr als 50 % der analysierten Fälle verantwortlich: Carbimazol (aktiver Metabolit: Thiamazol), Clozapin, Dapson, Metamizol, Penicillin G, Procainamid, Propylthiouracil, Rituximab, Sulfasalazin und Ticlopidin (Andersohn et al. 2007; Palmblad et al. 2001).

Sie erfahren, dass die Patientin über mehrere Tage hinweg Metamizol in analgetischer Intention erhalten hat. Mit Verlegung in Ihre Klinik wurde die Therapie beendet. In Zusammenschau können Sie die Diagnose einer Metamizol-induzierten hämatopoetischen Insuffizienz stellen. Dies ist ein seltenes Ereignis. Unter Metamizol kommt es in 2–15 Fällen/Million behandelter Patienten zu einer Agranulozytose, die mit einer Mortalität von ca. 10 % assoziiert ist. (Guinan 2011) Neben der reinen Agranulozytose kann es aber in sehr seltenen Fällen auch zu einer Bi- oder Panzytopenie kommen, wobei die

Anämie als Nebenwirkung am seltensten auftritt. Dies ist entsprechend auch in der Fachinformation des Medikamentes aufgeführt und sollte entsprechend berücksichtigt werden.

Weiterer Verlauf: Unter supportiven Maßnahmen kommt es sowohl klinisch (Ausheilung Pneumonie und Soor-Stomatitis) als auch laborchemisch (u. a. Regeneration der Leukozyten) zu einer deutlichen Besserung. Der histopathologische Befund, der wenig später veröffentlicht wird und ebenfalls eine hämatologische Grunderkrankung ausschließt, steht im Einklang mit der von Ihnen gestellten Diagnose.

Keyfacts

- Retikulozyten und RPI zeigen eine hyporegenerative Anämie an.
- Bei Bizytopenie ist hier daher eine KM-Insuffizienz anzunehmen.
- Häufige Ursache für eine akute hämatopoetische Insuffizienz sind Medikamente; hier insbesondere Thiamazol und Metamizol.
- Eine Infiltration des Marks durch eine pathologische Zellpopulation sollte bei KM-Insuffizienz ausgeschlossen werden.

Literatur

Andrès E, Maloisel F (2008) Idiosyncratic drug-induced agranulocytosis or acute neutropenia. Curr Opin Hematol 15(1):15–21

Andersohn F, Konzen C, Garbe E (2007) Systematic Review: Agranulocytosis Induced by Nonchemotherapy Drugs. Ann Intern Med. 146(9):657

Guinan EC (2011) Diagnosis and Management of Aplastic Anemia. Hematology. 2011(1):76–81

Palmblad J, Papadaki HA, Eliopoulos G (2001). Acute and chronic neutropenias. What is new? J Intern Med. 250(6):476–491

Anhang

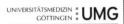

Checkliste Zytomorphologie
Peripheres Blut

Ausstrich- und Färbequalität

O gut
O schlecht
O unbrauchbar

Erythrozyten

<u>Größe</u>	<u>Färbung</u>	<u>Form</u>		
O normal	O normal	O normal	O Dakryozyten	O Ovalozyten
O Makrozyten	O Hypochromasie	O Sphärozyten	O Stomatozyten	O Target-Zellen
O Mikrozyten	O Hyperchromasie	O Sichelzellen	O Akanthozyten	O Fragmentozyten
O Anisozytose	O Polychromasie	O Echinozyten	O Sonstige:	

_____‰

<u>Einschlüsse</u>

O Heinz-Innenkörper
O Basophile Tüpfelung
O Howell-Jolly-Körper
O Parasiten

<u>Sonstiges</u>

O Agglutinate
O Geldrollenbildung

Thrombozyten

<u>Menge</u>	<u>Größe</u>	<u>Sonstiges</u>
O normal	O normal	O Ballungen
O vermindert	O Makroformen	O Grey platelets
O vermehrt	O Anisozytose	

Leukozyten

<u>Menge</u>	<u>Differenzierung (100-200 Zellen)</u>				<u>Verteilung</u>
O normal	Stabkernige	____%	Blasten	____%	O normal
O vermindert	Segmentkernige	____%	Promyeloz.	____%	O reaktive LV
O vermehrt	Lymphozyten	____%	Myelozyten	____%	O pathologische LV
	Monozyten	____%	Metamyeloz.	____%	O Hiatus Leucaemicus
	Eosinophile	____%	Plasmazellen	____%	O Rechtsverschiebung
	Basophile	____%			

<u>Lymphozyten</u>

O normal
O atypisch (reaktiv)
O atypisch (neoplastisch)
O LGL-Zellen

<u>Dysplasien</u>

O nein
O Pseudo-Pelger Formen
O Hypo- oder Agranulation
O Auerstäbchen

O Hypersegmentation
O Pseudo-Chediak-Higashi
O Sonstige

<u>Sonstiges:</u>

O Toxische Granulation
O Döhle-Körperchen

Zusammenfassende Beurteilung/Diagnose

Checkliste Zytomorphologie
Peripheres Blut

 normal
 Sphärozyt Kugelzelle
 Ovalozyt
 Stomatozyt
 Basophile Tüpfelung
 Heinz-Innenkörper

 Tropfenform Dakryozyt
 Stechapfelform Echinozyt
 Fragmentozyt
 Akanthozyt
 Howell-Jolly-Körperchen
 Geldrollenbildung

 Sichelzelle
 Mikrozyt
 Makrozyt
 Hyperchromasie
 Hypochromasie
 Target-Zelle

Myeloblast   12-20 um Durchmesser, Basophiles Zytoplasma, Hohe Kern/Zytoplasma-Ratio, Feinretikuläres Karyoplasma, Häufig Nukleoli

Promyelozyt   14-24 um Durchmesser, Seitlich liegender Kern, Perinukleäre Aufhellung, Grobe Primärgranulation

Myelozyt   12-18 um Durchmesser, Seitlich liegender Kern, Feiner werdende Granulation

Metamyelozyt   10-18 um Durchmesser, Bohnenförmiger Kern, Sekundärgranulation

Stabkerniger   Ca. 14 um Durchmesser, Stabförmiger Kern, Sekundärgranulation

Segmentkerniger   Ca. 14 um Durchmesser, 2-4 Kernsegmente, Sekundärgranulation

UNIVERSITÄTSMEDIZIN GÖTTINGEN :|UMG
INTERDISZIPLINÄRES UMG-LABOR

Checkliste Zytomorphologie
Knochenmark

Ausstrich- und Färbequalität

O gut
O schlecht
O unbrauchbar

Zellularität

O altersentsprechend
O vermindert
O vermehrt

Klassifikation der Zellularität (gemäß CALGB)		
0	Aplastisch	Keine oder fast keine Hämatopoese
1+	Hypozellulär	Überwiegend Fettmark
2+	Normozellulär	50% Fettmark, 50% Hämatopoese
3+	Hyperzellulär	Überwiegend Hämatopoese
4+	Extrem zellreich	Extrem zellreich

Megakaryopoese

Menge	Morphologie	Verteilung	Art der Dysplasie
O normal	O normal	O normal	O Mikroformen
O vermindert	O dysplastisch	O Linksverschiebung	O Hypolobulation
O vermehrt			O Einzelkerne
			O Eulenaugenformen
			O Sonstige:

Erythropoese

Menge	Morphologie	Verteilung	Art der Dysplasie
O normal	O normal	O normal	O Kernabsprengungen
O vermindert	O dysplastisch	O Linksverschiebung	O Kernausstülpungen
O vermehrt			O Karyorrhexisformen
			O Doppel-/Mehrkernigkeit
			O Kernbrücken

Granulopoese

Menge	Morphologie	Verteilung	Art der Dysplasie
O normal	O normal	O normal	O Pseudo-Pelger Formen
O vermindert	O dysplastisch	O Linksverschiebung	O Hypo- oder Agranulation
O vermehrt			O Auerstäbchen
			O Hypersegmentation
			O Pseudo-Chediak-Higashi-Anomalie
			O Sonstige:

Myelogramm (mindestens 200 Zellen)

Myeloblasten	____%	Proerythrobl.	____%	Sonstiges:
Promyelozyten	____%	Basophile Erythrobl.	____%	
Myelozyten	____%	Polychrom. Erythrobl.	____%	O Mastzellen
Metamyelozyten	____%	Orthochrom. Erythrobl.	____%	O Hämophagozyten
Stabkernige	____%	Lymphozyten	____%	O Knochenmarkfremde Zellen
Segmentkernige	____%	Plasmazellen	____%	O Bakterien
Lymphozyten	____%	Megakaryozyten	____%	O Parasiten
Monozyten	____%			
Eosinophile	____%			
Basophile	____%	G:E-Verhältnis:		

Zusammenfassende Beurteilung/Diagnose

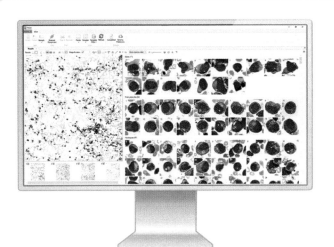

Printed in the United States
by Baker & Taylor Publisher Services